Höschel

Therapie-Basics Dialektisch-Behaviorale Therapie (DBT)

AF810387

Online-Material auf psychotherapie.tools

Mit dem untenstehenden Freischalt-Code erhalten Sie die digitalen Arbeitsmaterialien aus diesem Buch. Hierfür ist eine Registrierung auf psychotherapie.tools notwendig:

1. psychotherapie.tools/online-material öffnen.
2. Freischalt-Code eingeben.
3. Auf »Freischalt-Code einlösen« klicken. Der Code ist einmal gültig.
4. Im Warenkorb auf »Credits einlösen« klicken und Vorgang nach Login abschließen.
5. Arbeitsmaterialien nutzen.

Die Arbeitsmaterialien stehen Ihnen in Ihrem Kundenkonto unter »Mein Material« dauerhaft zur Verfügung. Sie sind für Ihren persönlichen Gebrauch bestimmt.
Als Institution mit mehreren Nutzer:innen wenden Sie sich bitte an vertrieb-psychotherapie.tools@beltz.de

UR9GTTNFF5

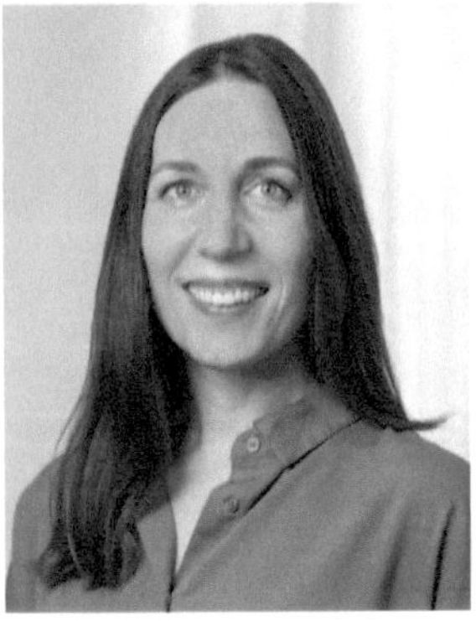

Stephanie Höschel, Dipl.-Psych., ist Psychologische Psychotherapeutin (VT) und Dozentin. Über den Dachverband DBT gibt sie regelmäßig Workshops zum Thema DBT. Sie ist seit 2020 in eigener Praxis als Psychotherapeutin in Münster niedergelassen.

Stephanie Höschel

Therapie-Basics Dialektisch-Behaviorale Therapie (DBT)

Mit Online-Material

2., neu ausgestattete Auflage

BELTZ

Stephanie Höschel, Dipl.-Psych.
Dieckmannstr. 118
48161 Münster

FSC www.fsc.org
MIX
Papier | Fördert gute Waldnutzung
FSC® C089473

Dieses Buch ist erhältlich als:
ISBN 978-3-621-29228-3 Print
ISBN 978-3-621-29229-0 E-Book (PDF)

2., neu ausgestattete Auflage 2024

Lektorat: Andrea Glomb
Umschlaggestaltung und Herstellung: Victoria Larson
Satz: Lara Thorissen
Gesamtherstellung: Beltz Grafische Betriebe, Bad Langensalza
Beltz Grafische Betriebe ist ein klimaneutrales Unternehmen (ID 15985-2104-100).
Printed in Germany

Weitere Informationen zu unseren Autor:innen und Titeln finden Sie unter: www.beltz.de

Inhalt

Verzeichnis der Informations- und Arbeitsblätter

Vorwort

Zunächst zu einer kleinen Anekdote: Mein Mann und ich unternahmen im Mai 2009 eine Dienstreise nach Seattle, um am Harborview Medical Center eine Weiterentwicklung der ursprünglichen Dialektisch-Behavioralen Therapie für die dritte Behandlungsphase (DBT-ACES) kennenzulernen. Unsere Reise beinhaltete auch die Hospitation an einem von Marsha Linehan geleiteten DBT-Team an der Universität von Washington. Wie viele DBT-Interessierte vor und nach uns waren wir während der Zeit des Aufenthaltes bei Marsha Linehan untergebracht. Ich befand mich zu diesem Zeitpunkt im 2. Ausbildungsjahr meiner Psychotherapieausbildung und war von der Aussicht, die Begründerin der DBT kennenzulernen, überwältigt. So überwältigt, dass ich bereits am ersten Morgen vor dem Hintergrund eines unguten Dreiklangs aus Jetlag, Dehydration und Nervosität auf ihrem Küchenboden ohnmächtig wurde. Sie reagierte gelassen, bedauerte, dass sie keine Ärztin sei, und gab mir in Form einer Orange meine Lebensgeister zurück. Der Rest der Reise verlief wie geplant, wir erhielten die Möglichkeit, mit einigen Patient:innen zu sprechen, die mit dem Originalverfahren und der Adaption DBT-ACES behandelt wurden. Was sie einte, war eine tiefe Dankbarkeit, in das Programm aufgenommen worden zu sein. Sie berichteten glaubhaft von tiefgreifenden Veränderungen in ihrem Leben durch die Anwendung der in der DBT erlernten Strategien. Die Dankbarkeit mag der Versorgungssituation der USA geschuldet sein, wo der Zugang zu Psychotherapie für Personen mit niedrigem Einkommen oft nur über die Teilnahme an Forschungsprojekten ermöglicht wird. Aber auch in Deutschland, wo die Versorgungslage zum Glück eine bessere ist, ist es für die ursprüngliche Zielgruppe der DBT, die Gruppe der an einer Borderline-Persönlichkeitsstörung erkrankten Personen, häufig noch sehr schwer, ambulante Behandler:innen zu finden. Kaum eine andere Patientengruppe sieht sich mit so vielen Vorbehalten und Vorurteilen konfrontiert. Sie würden Teams spalten, manipulieren, testen und alles Erdenkliche unternehmen Behandler:innen an den Rande des Burn-outs zu treiben. Berichtet man im Kolleg:innenkreis, dass man wirklich gerne mit Borderline-Patient:innen therapeutisch arbeitet, werden einem immer noch häufig verwundert-ehrfürchtige bis hin zu mitleidig-bedauernde Blicke zugeworfen.

Ich kam bereits am Beginn meiner psychotherapeutischen Ausbildung mit der DBT in Kontakt und fand die Klarheit und Stringenz der Methode enorm hilfreich. Die Wertschätzung und Authentizität, die Patient:innen entgegengebracht wird, prägt bis heute meine therapeutische Haltung. Da die DBT klare Algorithmen für jeden Abschnitt der Therapie beinhaltet, erscheint sie mir insbesondere für Berufsanfänger:innen sehr gut geeignet. Insbesondere, da sich die Behandlungsstruktur auch auf andere Störungsbilder übertragen lässt. Ziel des Buches ist es, Neugierde auf die Methode zu wecken und einen guten Überblick zu bekommen. Die Zielgruppe des Buches sollen Berufseinsteiger:innen, als auch »sattelfestere« Behandler:innen sein, die eine Ausweitung ihres therapeutischen Rüstzeuges um die Methode der DBT erwägen. Es beinhaltet Informationsblätter, die theoretische Grundlagen der DBT beinhalten, viele Praxisbeispiele, aber auch Arbeitsblätter zur Übertragung des Wissens auf Ihren Praxisalltag. Es würde mich sehr freuen, wenn es einen kleinen Beitrag dazu leisten kann, Vorbehalte zu reduzieren und mehr Personen mit einer Borderline-Persönlichkeitsstörung den Zugang zu störungsspezifischer, ambulanter Psychotherapie zu ermöglichen.

Die Beschreibung der DBT in den Materialien orientiert sich stark am Originalansatz von Marsha Linehan. Neueren Einflüssen und Anpassungen der DBT wird, wie bereits bei Stiglmayr und Gunia (2017), insbesondere in den Praxisbeispielen und der theoretischen Darstellung des Behandlungsverlaufs Rechnung getragen, etwa der Einbezug von anderen Methoden in späteren Behandlungsphasen, z.B. der Compassion Focused Therapy (CFT; Gilbert, 2010).

Mein besonderer Dank gilt dem Beltz-Verlag, insbesondere meiner Lektorin, Frau Andrea Glomb, ohne deren Zutun kein Komma am richtigen Platz stünde und Sie sich durch meterlange Schachtelsätze quälen müssten. Meinen Patient:innen danke ich für das Ausleihen ihrer Zitate und Lebensgeschichten.

Ich habe mir erlaubt, diese zu einem Wolpertinger prototypischer Behandlungsfälle zusammenzufügen. Darüber hinaus danke ich meinen Freundinnen und Kolleginnen für den steten Strom an Validierungen und Zuspruch sowie das Abnicken von Wasserstandsmeldungen. In tiefer Verbundenheit danke ich meinem Mann, der mir die DBT nahebrachte, dessen therapeutisches Modell für mich die ausgewogene Balance zwischen Fokussierung und Leichtigkeit der DBT verkörpert, und der geduldig über das wachsende Chaos auf meinem Schreibtisch hinwegsah.

Münster, im Juni 2022 *Stephanie Höschel*

Hinweise zur Arbeit mit diesem Buch

Zur Reihe »Therapie-Basics«

Die Reihe »Therapie-Basics« besteht aus Einzelbänden, die sich jeweils mit einer Therapieform, einem Setting oder einer Technik beschäftigen. Sie bietet durch das kompakte Darstellen der Inhalte auf einzelnen Informationsblättern einen klaren Überblick über die einzelnen Themenbereiche und ermöglicht ein schnelles Nachschlagen, Wiederfinden und Aneignen der Inhalte.

Zu den Icons

Alle Informations- und Arbeitsblätter sind mit verschiedenen Icons ausgestattet, die zur Orientierung auf den Materialien dienen. Folgende Icons begegnen Ihnen in diesem Buch:

V **Verstehen:** Auf Informationsblättern mit diesem Icon werden Hintergründe und grundlegende Informationen zu den einzelnen Themen angeboten.

E **Einsetzen:** Wenn es auf einem gesamten Informationsblatt um die konkrete Umsetzung in die Praxis geht, ist es mit diesem Icon gekennzeichnet.

R **Reflektieren:** An diesem Icon erkennen Sie Arbeitsblätter, die zur therapeutischen Selbstreflexion eingesetzt werden können.

Ü **Überprüfen:** Ob Sie sich mit dem Wissen ausreichend vertraut machen konnten, überprüfen Sie mit den Arbeitsblättern, die dieses Icon tragen.

Input fürs Köpfchen: Auf diese Weise markierte Abschnitte weisen auf Basis- und Hintergrundinformationen hin.

Auf einen Blick: Dieses Icon kennzeichnet Übersichten, Grafiken, Zusammenfassungen o.ä., bei denen Informationen kompakt wiedergegeben werden, so dass man sie auf einen Blick erfassen kann.

Zahlen, Daten, Studien: Das Icon kennzeichnet Abschnitte, die Untersuchungen, Studien oder Statistiken wiedergeben.

In der Praxis: Mit diesem Icon gekennzeichnete Abschnitte illustrieren die direkte Übertragung von Wissen in die therapeutische Praxis.

Im Gespräch bleiben: Dieses Icon weist auf beispielhafte Therapiedialoge hin.

Werkzeugkasten: Wenn Sie dieses Icon sehen, wird an entsprechender Stelle eine konkrete Methode bzw. ein therapeutisches Instrument thematisiert.

Ran an den Stift: Dieses Icon fordert dazu auf, einen Stift zur Hand zu nehmen und Antworten und Überlegungen direkt auf dem Arbeitsblatt zu notieren.

I Was ist die Dialektisch-Behaviorale Therapie (DBT)?

1 Wie entstand die DBT?

Die Informationsblätter dieses Kapitels sollen Ihnen einen Eindruck vermitteln, welche Bedingungen die Grundlage für die Entwicklung der Dialektisch-Behavioralen Therapie bildeten. Die Problematik der konservativen Behandlungsversuche der Borderline-Persönlichkeitsstörung zur damaligen Zeit als auch persönliche Hintergründe der Entwicklerin Marsha Linehan, die ihr Bemühen um eine nachhaltige Behandlung dieses Störungsbildes deutlich machen, werden beschrieben. Marsha Linehan prägte nicht nur diesen neuartigen Therapieansatz, auch war sie Vorreiterin der experimentellen Untersuchung der Effizienz von klinischer Psychotherapie. Die Weiterentwicklung der DBT wird Ihnen auf den Informationsmaterialien erläutert, besondere Beachtung erfuhr die Übertragung auf naturalistische Bedingungen sowie die stete wissenschaftliche Überprüfung der Adaptionen.

Erläuterung der Materialien dieses Kapitels

INFO 1 Anfänge und Hintergründe der DBT

Das Informationsblatt erläutert die Anfänge der DBT in den 1980er und 1990er Jahren und die wichtige Rolle der Begründerin Marsha Linehan.

INFO 2 Die Weiterentwicklung der DBT bis heute

Die wichtigsten Weiterentwicklungen der DBT von der Gründung bis zum aktuellen Stand werden auf diesem Informationsblatt mithilfe einer Abbildung veranschaulicht.

Anfänge und Hintergründe der DBT

Marsha M. Linehan entwickelte die Dialektisch-Behaviorale Therapie (DBT) in den 1980er Jahren in den USA im Rahmen ihrer ambulanten psychotherapeutischen Tätigkeit mit weiblichen Klientinnen, die unter einer Borderline-Persönlichkeitsstörung mit anhaltender Suizidalität und wiederkehrendem selbstverletzendem Verhalten litten. In ihrem Manual *Cognitive-Behavioral Treatment of Borderline Personality Disorder* (1993) beschreibt sie die DBT als Antwort auf die damals häufig unfruchtbaren und für diese Patientinnen zermürbenden unspezifischen verhaltenstherapeutischen Behandlungsversuche.

Ein Dilemma: Akzeptanz oder Verhaltensänderung?

Sie beobachtete, dass ein auf reine Verhaltensänderung ausgerichteter Ansatz die Patientinnen zu der Annahme verleitete, *sie selbst* seien das Problem. Es kam zu häufigen Behandlungsabbrüchen oder einer Verschlechterung der Symptomatik. Hierfür machte sie die meist biografisch begründete erhöhte Sensibilität der Patientinnen für verständnislose Reaktionen der Umwelt auf ihre Symptomatik verantwortlich. Ein zu akzeptanzorientierter Ansatz führe zwar kurzfristig dazu, sich verstanden zu fühlen, langfristig helfe er jedoch den Patientinnen nicht, ihre Symptomatik zu reduzieren.

Vor diesem Dilemma vereint der von ihr entwickelte therapeutische Ansatz verhaltenstherapeutische Methoden zur Veränderung der Symptomatik (z. B. Problemlösestrategien) mit akzeptanzorientierten Strategien, etwa Validierungstechniken und Achtsamkeitstechniken. Letztere sollen die Patient:innen darin unterstützen, eine dem Zen-Buddhismus entnommene annehmende Haltung sich selbst und ihrer Umwelt gegenüber zu entwickeln. Eine besondere Bedeutung kommt zudem der Betonung

- dialektischer Prozesse,
- der therapeutischen Beziehung und
- der Fokussierung auf therapiegefährdende Verhaltensweisen zu.

Exkurs • Linehans persönlicher Weg aus der Krise

Ihre eigene Biografie spielte eine wesentliche Rolle beim Bemühen, den von ihr entwickelten Ansatz stetig weiterzuentwickeln und an die Bedürfnisse ihrer Klientinnen anzupassen: In ihren 2020 erschienenen Memoiren *Building a Life Worth Living* berichtet sie über ihre Behandlungsgeschichte in einer psychiatrischen Klinik in ihrem jungen Erwachsenenalter, über eigenes selbstverletzendes Verhalten, Depressivität und schwere Suizidalität. 2011 hatte sie erstmalig in einer Rede am Institut of Living (Connecticut), in deren psychiatrischer Klinik sie selbst als Patientin behandelt wurde, öffentlich über die Zeit gesprochen, die sie als ihre persönliche Hölle bezeichnet. Leitmotiv ihrer Entwicklung der DBT sei ihr Schwur gewesen, anderen den gleichen erlösenden Pfad *out of hell* zu ermöglichen.

»If I can do it, you can do it.«
Marsha M. Linehan, 2020, IX

INFO 2 • V

Die Weiterentwicklung der DBT bis heute

Seit der ersten Entwicklung der DBT durch Linehan haben sich viele Anpassungen und Weiterentwicklungen ergeben. Da sich die DBT als »lernendes System« versteht und an wissenschaftlichen Ergebnissen orientiert, wird die Weiterentwicklung vermutlich niemals ganz abgeschlossen sein.

Aktuelle Adaptionen

In den aktuellsten Adaptionen stehen eher die Therapiephasen nach dem Aufbau von Verhaltenskontrolle im Fokus, so z. B. die Bearbeitung einer komorbiden Posttraumatischen Belastungsstörung (DBT-PTBS; Bohus et al., 2011) oder die Arbeit am Aufbau des Selbstwerts und einer unabhängigen Lebensführung (DBT-ACES; Comtois et al., 2010).

Skills-Training. Die Alleinstellung des Skills-Trainings als hilfreiche Methode zur Verbesserung der Emotionsregulation (Neacsiu et al., 2010) wurde weiter ausgebaut. So fand es auch Anwendung an nicht-klinischen Populationen, es wurden z. B. Skills-Trainings für Schulen entwickelt, um u. a. die Emotionsregulation und Problemlösefertigkeiten von Schüler:innen zu erhöhen (Mazza et al., 2016).

Einbezug anderer Therapiemethoden. Eine vielversprechende Entwicklung ist der Einbezug anderer therapeutischer Methoden, die z. B. der Akzeptanz- und Commitment-Therapie (ACT; Eifert, 2011) oder der Compassion Focused Therapy (CFT; Gilbert, 2010) entnommen wurden.

Die folgende Abbildung gibt einen Überblick über die wichtigsten Entwicklungen, es handelt sich allerdings nicht um eine chronologisch eindeutige Darstellung, da viele Prozesse zeitgleich begannen oder bis heute nicht abgeschlossen sind.

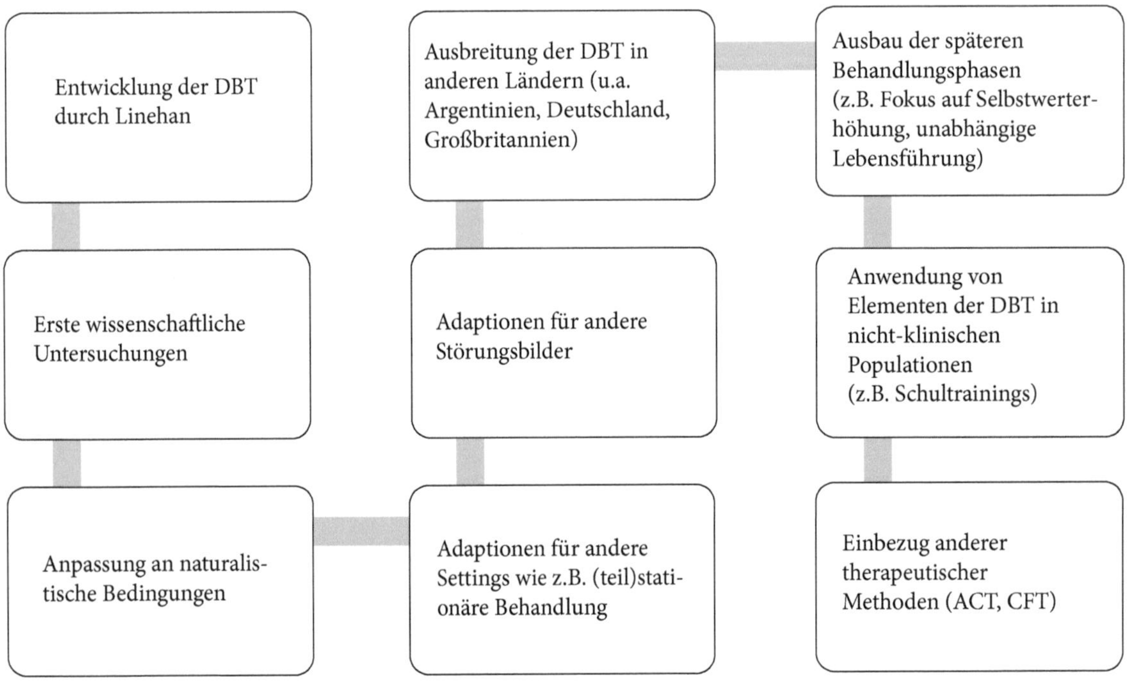

Abbildung: Weiterentwicklung der DBT bis heute

2 Was sind die Grundlagen und Grundhaltungen der DBT?

Die Informations- und Arbeitsblätter dieses Kapitels sollen Ihnen einen Eindruck der Spezifität der Borderline-Persönlichkeitsstörung und der Methodik der DBT vermitteln. Sie finden auf diesen sowohl Angaben zur Symptomatik, Ätiologie und Prävalenz der Erkrankung als auch den aktuellen Stand der wissenschaftlichen Absicherung der DBT. Sie lernen die grundlegenden Behandlungselemente sowie Weiterentwicklungen des Behandlungskonzepts für andere Störungsbilder und die Behandlungsstruktur kennen. Für Ihre psychotherapeutische Arbeit mit Borderline-Patient:innen dienen eine Selbstreflexion, die grundlegende beidseitige Verpflichtungen überprüft, als auch das Muster eines den Verpflichtungen entsprechenden Therapievertrages. Zur Aufrechterhaltung eines wertschätzenden Umgangs mit den Patient:innen und frühzeitigem Erspüren von Schwierigkeiten in der Behandlung dienen die eigens dafür aufgestellten Grundannahmen der DBT-Behandlung. Diese werden Ihnen im Verlauf theoretisch vermittelt und im Rahmen einer Selbstreflexion auf die eigene Arbeit übertragen.

Erläuterung der Materialien dieses Kapitels

INFO 3 Die Borderline-Persönlichkeitsstörung: Häufigkeit, Verlauf und Diagnostik
Auf diesem Informationsblatt findet man Angaben zur Prävalenz, zur Altersverteilung und zum Verlauf sowie die diagnostischen Kriterien der Borderline-Persönlichkeitsstörung.

INFO 4 Die Biosoziale Theorie der Borderline-Persönlichkeitsstörung
Dieses Informationsblatt erläutert die Biosoziale Theorie und beschreibt relevante Faktoren bei der Ausbildung einer Borderline-Persönlichkeitsstörung.

INFO 5 Behandlungselemente der DBT
Dieses Informationsblatt gibt eine Übersicht der Behandlungselemente der DBT-Einzeltherapie, Fertigkeitentraining (Skills-Training), telefonische Beratung und DBT-Team.

INFO 6 Wirksamkeit und Ausweitung der DBT
Eine Beschreibung der ersten wissenschaftlichen Überprüfungen, Anpassungen an naturalistische Bedingungen und eine Übersicht zur aktuellen Datenlage finden sich auf diesem Informationsblatt.

INFO 7 Adaptionen der DBT
Es wird eine Übersicht zu den Spezialvarianten der DBT gegeben, die Anpassungen für andere Störungsbilder oder unterschiedliche Settings beinhalten.

INFO 8 Vereinbarungen zwischen Patient:in und Therapeut:in
Dieses Informationsblatt beschreibt Vereinbarungen, die bei Behandlungsaufnahme zwischen Patient:in und Therapeut:in getroffen werden. Zwei Beispieldialoge veranschaulichen die Vereinbarung zur zuverlässigen Teilnahme sowie zur Arbeit an der Reduktion suizidaler Verhaltensweisen.

INFO 9 Therapeutische Verpflichtungen
Es werden die Verpflichtungen des/der Therapeut:in im Rahmen der DBT-Einzeltherapie dargestellt. Darunter fallen z. B. Zuverlässigkeit und die Bereitschaft, externe Supervision in Anspruch zu nehmen.

AB 1 Selbstreflexion: Klärungsfragen vor Aufnahme der Behandlung
Im Rahmen dieser Selbstreflexion sollen Denkanstöße und Klärungsfragen zum Umgang mit beidseitigen Verpflichtungen gegeben werden.

INFO 10 Beispiel eines Therapievertrags
Dieses Informationsblatt zeigt einen beispielhaften Behandlungsvertrag der DBT, der die auf INFO 9 »Therapeutische Verpflichtungen« genannten Verpflichtungen aufgreift.

INFO 11 Behandlungsstruktur der DBT
Auf diesem Informationsblatt wird sowohl eine Übersicht zur übergeordneten Behandlungsstruktur als auch zur Struktur innerhalb einer Therapiesitzung gegeben.

INFO 12 Die Grundannahmen der DBT
Die Grundannahmen der DBT reflektieren die Haltungen, die in der DBT den Patient:innen entgegengebracht werden sollten. Sie beschreiben Notwendigkeiten der therapeutischen Arbeit und werden auf diesem Informationsblatt beschrieben.

AB 2 Selbstreflexion: Grundannahmen der DBT
Diese Selbstreflexion dient der Aufdeckung eigener problematischer Haltungen bei der Behandlung aktueller Patient:innen und soll helfen, wieder zu einem wohlwollenden und konstruktiven Umgang mit den Patient:innen zu finden.

INFO 3 • V

Die Borderline-Persönlichkeitsstörung: Häufigkeit, Verlauf und Diagnostik

Häufigkeit und Verlauf

Die Häufigkeit der Borderline-Persönlichkeitsstörung hängt sehr stark von der untersuchten Alterskohorte ab und schwankt zwischen 0,7 und 5 %. Die Erkrankung beginnt meist in der Adoleszenz, hier findet man die höchste Quote an Betroffenen (Wong et al., 2020). Ab dem mittleren Erwachsenenalter scheint die Prävalenz deutlich abzunehmen. Die Lebenszeitprävalenz beträgt etwa 5,9 % (Grant et al., 2008). Langzeitverläufe zeigen, dass die im Alter von 14 Jahren erhobenen Borderline-Symptome Prädiktoren für die berufliche und soziale Entwicklung sowie für die spätere Lebensqualität sein können (Winograd et al., 2008): Borderline-Patient:innen scheinen sich weniger häufig in Partnerschaften zu befinden, schlechtere Bildungsabschlüsse, ein niedrigeres Einkommen und weniger Lebenszufriedenheit zu haben. Dies deckt sich mit anderen Erhebungen, die Zusammenhänge zwischen niedrigem Einkommen, einem ledigen Beziehungsstatus (alleinstehend/getrennt/verwitwet) und einer Borderline-Persönlichkeitsstörung fanden (Grant et al., 2008). Diese Befunde scheinen selbst bei Abklingen der Primärsymptomatik stabil zu bleiben (Gunderson et al., 2011).

Borderline – eine weibliche und chronische Erkrankung?

Früher ging man davon aus, dass die Borderline-Persönlichkeitsstörung eine rein weibliche Erkrankung sei, da man diese gehäuft unter Frauen im Rahmen von wissenschaftlichen Untersuchungen an Psychotherapie-Patient:innen fand. Heute weiß man, dass die Geschlechterverteilung annähernd gleich ist (Grant et al., 2008). Eine mögliche Erklärung für die gefundenen Unterschiede könnte die vermehrte Inanspruchnahme von Psychotherapie durch Frauen sein. Auch die angenommene Chronizität der Erkrankung scheint sich nicht in den wissenschaftlichen Untersuchungen von Langzeitverläufen widerzuspiegeln, wenngleich negative Auswirkungen auf das allgemeine Funktionsniveau und sozioökonomische Faktoren auch nach Remission zu beobachten sind.

Diagnostische Kriterien nach DSM-5

(1) verzweifeltes Bemühen, reales oder imaginäres Alleinsein zu verhindern
(2) Muster von instabilen und intensiven zwischenmenschlichen Beziehungen
(3) Identitätsstörungen: eine ausgeprägte Instabilität des Selbstbilds oder des Gefühls für sich selbst
(4) Impulsivität in mindestens zwei potenziell selbstbeschädigenden Bereichen (z. B. Geldausgeben, Sex, Substanzmissbrauch, rücksichtsloses Fahren, Fressanfälle)
(5) wiederkehrende Suizidrohungen, -andeutungen oder –versuche oder selbstschädigendes Verhalten
(6) affektive Instabilität, die durch eine ausgeprägte Orientierung an der aktuellen Stimmung gekennzeichnet ist (z. B. starke episodische Niedergeschlagenheit, Reizbarkeit oder Angst)
(7) chronisches Gefühl der Leere
(8) unangemessen starke Wut oder Schwierigkeiten, Wut oder Ärger zu kontrollieren (z. B. häufige Wutausbrüche, andauernder Ärger, wiederholte Prügeleien)
(9) vorübergehende stressabhängige paranoide Vorstellungen oder schwere dissoziative Symptome

Fünf dieser neun Kriterien sind zur Diagnosestellung erforderlich.

Die Biosoziale Theorie der Borderline-Persönlichkeitsstörung

Die DBT wurde auf der Basis einer Biosozialen Theorie der Persönlichkeitsorganisation entwickelt. Darunter versteht man die Entwicklung der psychischen Störung als Folge biologischer Auffälligkeiten, die mit bestimmten prägenden Umweltbedingungen interagieren und eine emotionale Fehlregulation bedingen.

Die Borderline-Persönlichkeitsstörung wird von Linehan (1993) als Störung definiert, die mit
- der Unfähigkeit, Gefühle zu steuern, und
- einer hohen emotionalen Verletzbarkeit (Vulnerabilität) einhergeht.

Emotionale Vulnerabilität bei BPS

Diese Unfähigkeit bezieht sich in der Regel sowohl auf negative (als unangenehm erlebte) als auch positive (als angenehme erlebte) Emotionen. Parasuizidalen Verhaltensweisen, die das eigene Ableben in Kauf nehmen, und anderen selbstschädigenden Verhaltensweisen kommt hierbei die Funktion von kurzfristig hilfreichen und langfristig dysfunktionalen Emotionsregulationsstrategien zu.

Definition • Emotionale Vulnerabilität

Unter einer erhöhten emotionalen Verletzbarkeit versteht Linehan eine niedrige Schwelle für emotionale Reaktionen, d. h., dass bereits geringfügige Anlässe zu emotionalen Reaktionen führen können.

Diese emotionalen Reaktionen sind häufig überschießend und für das Umfeld schwer nachzuvollziehen. Nach einer emotionalen Reaktion benötigen Betroffene demnach viel Zeit, um sich wieder zu beruhigen. Sie sind empfindlicher gegenüber nachfolgenden emotionalen Reizen.

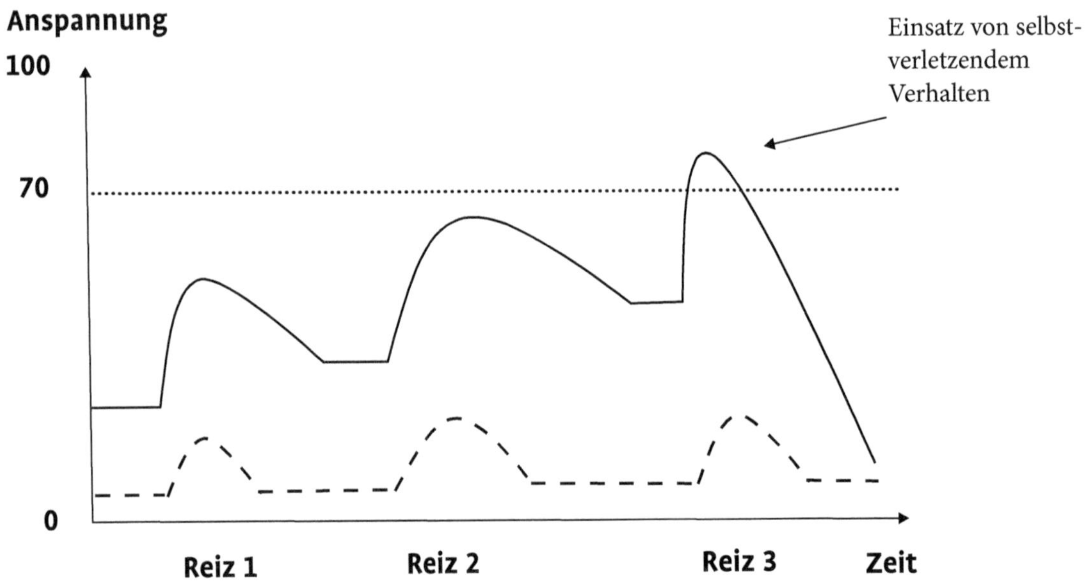

Abbildung: Beispiel emotionaler Verletzbarkeit bei einer/einem Borderline-Patient:in

Die Biosoziale Theorie der Borderline-Persönlichkeitsstörung

Die durchgezogene Linie symbolisiert den Spannungsverlauf bei einer/einem Borderline-Patient:in im Vergleich mit einer Person ohne Borderline-Persönlichkeitsstörung (gestrichelte Linie). Die Reize 1 bis 3 stehen für Ereignisse, die eine emotionale Reaktion auslösen können. Vor dem Hintergrund einer erhöhten Baseline erkennt man die schnellere und ausgeprägtere emotionale Reaktion sowie deren langsameres Abklingen und das Überschreiten einer Anspannung von 70 %. Über 70 % wird ein Bereich der Hochspannung angenommen, der Problemlösen und Regulation deutlich erschwert. Rasche Spannungsabfälle werden von Borderline-Patient:innen nach dem Einsatz dysfunktionaler Emotionsregulationsstrategien (z. B. selbstverletzendes Verhalten) berichtet.

Biologische Grundlagen
Hinweise auf genetische Einflüsse auf die Entwicklung einer Borderline-Persönlichkeitsstörung legen Zwillingsuntersuchungen der Forschergruppen um Torgersen (2000, 2008, 2012) nahe. Genetische Einflüsse scheinen bis zu 45 % der Varianz der Störung aufzuklären (Distel et al., 2009). Hirnphysiologische Auffälligkeiten zeigen sich in einer erhöhten Amygdala-Aktivität bei verkleinertem Volumen und einer reduzierten Aktivität des dorsolateralen präfrontalen Cortex (Schulze et al., 2016). Hippokampale Strukturen scheinen in ihrem Volumen ebenfalls reduziert zu sein (Nunes et al., 2009). Eine erhöhte amygdaläre Aktivierung bei gleichzeitiger Unteraktivierung des Spiegelneuronensystems wurde bei der Verarbeitung sozialer Reize nachgewiesen (Mier et al., 2013). Die erhöhte Komorbidität von AD(H)S in der Kindheit und einer Borderline-Persönlichkeitsstörung im Erwachsenenalter (Fossati et al., 2002) scheint ebenfalls eine biologische Basis nahezulegen. Daraus lässt sich vorsichtig schlussfolgern, dass AD(H)S in der Kindheit im Zusammenspiel mit weiteren Faktoren das Risiko der Entwicklung einer späteren Borderline-Persönlichkeitsstörung zu erhöhen scheint.

Invalidierende Umgebung
Unter einer invalidierenden Umgebung versteht Linehan (1993) ein Umfeld, das auf das Mitteilen von emotionalen Bedürfnissen nicht adäquat oder hilfreich reagiert. Geäußerte Gefühle werden ignoriert, bestraft oder trivialisiert.

Beispiel • Invalidierung durch sexuellen Missbrauch in der Kindheit

Ein drastisches Beispiel einer Invalidierung kann in Zusammenhang mit sexuellem Missbrauch beschrieben werden: Dem betroffenen Kind wird suggeriert, die validen Gefühle von Angst, Ekel und Scham, die es durch den Missbrauch erlebt, seien nicht passend, das als übergriffig erlebte Verhalten des/der Täter:in sei normal. Erlebt das Kind zusätzlich ein Ignorieren des Missbrauchs durch das Umfeld oder wird es bei der Mitteilung des Erlebten nicht ernstgenommen, wird es lernen, seine Gefühle und emotionalen Bedürfnisse in Frage zu stellen und versuchen, diese fortan zu ignorieren.

Häufig erleben Kinder in invalidierenden Umgebungen, dass extreme Gefühlsäußerungen die einzige Möglichkeit darstellen, vom sozialen Umfeld wahrgenommen zu werden. Es ergibt sich daraus ein Hin- und Herpendeln zwischen dem Unterbinden von Gefühlen und starken, überschießenden emotionalen Reaktionen (z. B. in Form von Wutausbrüchen). Auch wenn viele Borderline-Betroffene

Die Biosoziale Theorie der Borderline-Persönlichkeitsstörung

von sexuellem Missbrauch oder Gewalterfahrungen berichten (Zanarini et al., 1997), führen diese Erfahrungen nicht *zwangsläufig* zur Entwicklung einer Borderline-Störung. Erst im Zusammenspiel mit anderen Erfahrungen, z. B. Vernachlässigung durch beide Elternteile, scheint die Grundlage für die Entwicklung einer Borderline-Persönlichkeitsstörung zu entstehen. Andersherum haben durchaus nicht *alle* Borderline-Betroffene Missbrauch oder schwere Gewalt erlebt, auch »harmlosere« Entwertungen, wie das von einer Patientin berichtete Gefilmtwerden bei kindlichen Wutausbrüchen, und Diffamierung im Familienkreis oder ein steter Vergleich mit den angepassteren Geschwistern kann eine Invalidierung darstellen und zusammen mit den beschriebenen biologischen oder emotionalen Vulnerabilitäten zur Ausbildung einer Borderline-Persönlichkeitsstörung beitragen.

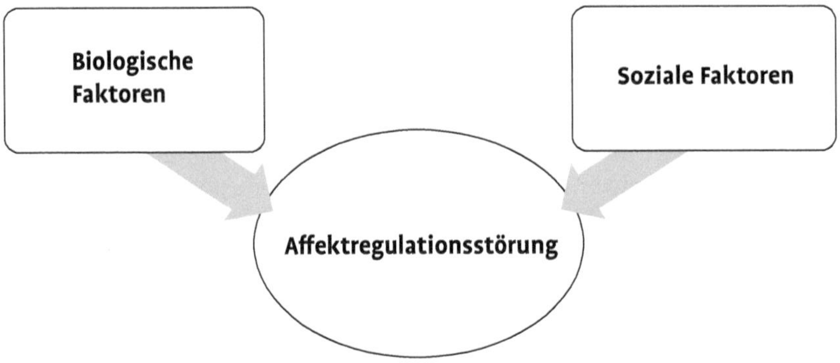

Abbildung: Biosoziales Modell der Borderline-Persönlichkeitsstörung

INFO 5 • V

Behandlungselemente der DBT

Die DBT besteht aus vier Behandlungskomponenten:

(1) Einzeltherapie
(2) Fertigkeitentraining
(3) Telefonische Beratung
(4) Therapeutische Teamsitzungen

(1) Einzeltherapie

Eine wöchentlich stattfindende Einzeltherapie soll Betroffenen ermöglichen, langfristig schädliche Verhaltensweisen (z. B. Selbstverletzungen) abzubauen und durch hilfreiche Strategien (Fertigkeitenanwendung) zu ersetzen. Der/Dem Therapeut:in kommt dabei die Funktion zu, den Behandlungsverlauf kontinuierlich zu überwachen, die Motivation (*Commitment*) des/der Patient:in zur Anwendung geeigneter Techniken zur adäquaten Gefühlsregulation zu erhöhen, Hindernisse des therapeutischen Prozesses zu reflektieren und die therapeutische Beziehung durch akzeptanzorientierte Strategien (*Validierungen*) auszugleichen. Die Sitzungsdauer beträgt üblicherweise 50 Minuten und kann bei Bedarf in Krisenzeiten auf Doppelsitzungen oder zwei Termine pro Woche erweitert werden.

(2) Fertigkeitentraining (Skills-Training)

Das Fertigkeitentraining beinhaltet die psychoedukative Vermittlung der notwendigen Fertigkeiten (*Skills*) zur Reduktion der Primärsymptomatik im Gruppensetting. Die Gruppensitzungen sollen einmal wöchentlich für die Dauer von 2 bis 2,5 Stunden angeboten werden. Die Vermittlung der Inhalte der vier Themenbereiche

- Achtsamkeit,
- zwischenmenschliche Fertigkeiten,
- Fertigkeiten zur Emotionsregulation und
- Fertigkeiten zur Stresstoleranz

kann über ein halbes Jahr oder länger erfolgen. Es empfiehlt sich, die Gruppensitzungen durch zwei Therapeut:innen (*Trainer:innen*) anzubieten. Die Anzahl der Teilnehmer:innen beträgt mindestens zwei, üblicherweise nehmen sechs bis acht Patient:innen an der Gruppe teil.

(3) Telefonische Beratung

Ergänzend zum wöchentlichen Angebot der Einzeltherapie wird den Patient:innen eine telefonische Beratung außerhalb der Sitzungen durch den/die Einzeltherapeut:in angeboten. Die Patient:innen werden ermutigt, sich in Notsituationen an ihre:n Therapeut:in zu wenden, um Unterstützung bei der Fertigkeitenanwendung im Alltag zu bekommen. Die telefonischen Kontakte sollen 10 bis 20 Minuten nicht überschreiten und sich auf das Coaching der Fertigkeiten konzentrieren. Eine Psychotherapie am Telefon oder die ausschweifende Analyse der auslösenden Umstände ist hierbei nicht erwünscht.

(4) Therapeutische Teamsitzungen

Als letztes Behandlungselement benennt Linehan die Teamsitzung für alle an der DBT einer oder mehrerer Patient:innen beteiligten Therapeut:innen. Dies können Einzeltherapeut:innen, Trainer:innen oder ergänzende Behandelnde (z. B. Psychiater:innen, die Pharmakotherapie anbieten) sein. Im Rahmen der wöchentlich stattfindenden Teamsitzungen werden Fallbesprechungen durchgeführt und die DBT-Adhärenz (wie konzepttreu die DBT umgesetzt wird) der einzelnen Mitglieder erhöht.

Hinweis

Zusätzlich können ergänzende Behandlungen, z. B. eine evidenzbasierte Pharmakotherapie, von den Patient:innen wahrgenommen werden.

INFO 6 • V

Wirksamkeit und Ausweitung der DBT

Wirksamkeitsnachweise

1991 veröffentlichte Linehan ihre erste randomisierte kontrollierte Studie zur Wirksamkeit der DBT bei Borderline-Patientinnen im Vergleich mit unspezifischer Behandlung (TAU). Es folgten weitere Studien mit unterschiedlichen Vergleichsgruppen:

- Patientinnen, denen eine klientenzentrierte Behandlung angeboten wurde (Turner, 2000),
- die Behandlung durch niedergelassene psychodynamisch orientierte Psychotherapeut:innen mit erhöhter Expertise (Linehan et al., 2006) oder
- eine Behandlung mit einem an den APA-Leitlinien orientierten Ansatz (McMain et al., 2009).

Die Ergebnisse zeigten mehrheitlich die Überlegenheit der DBT gegenüber den gewählten Vergleichsgruppen.

Anpassung der DBT an realistische Bedingungen der medizinischen Versorgungslage

Diverse Studien gingen der Frage nach, inwieweit sich eine Anpassung der DBT an realistische Bedingungen der medizinischen Versorgungslage auf die Effektivität auswirken kann:

- Die Anwendung der DBT innerhalb der Regelversorgung des öffentlichen Gesundheitssystems zeigte in einer Studie von Pasieczny und Connor (2011) positive Effekte.
- In DBT geschulte Pflegekräfte in Großbritannien erzielten bei der Stichprobe weiblicher und männlicher Betroffener mit Persönlichkeitsstörungen aus dem B-Cluster positive Effekte auf deren Suizidalität (Feigenbaum et al., 2012).
- Auch eine Ausweitung der Stichprobe auf andere Persönlichkeitsstörungen mit selbstverletzendem Verhalten und weiteren Komorbiditäten, wie sie häufig im Rahmen akutpsychiatrischer Versorgung anzutreffen sind, wurde vorgenommen. Die DBT erzielte auch hier eine Reduktion selbstverletzender Verhaltensweisen (Priebe et al., 2012).
- Die reine Anwendung des Skillstrainings ohne begleitende DBT-Einzeltherapie, wie es der medizinischen Versorgungslage häufig entspricht, scheint sich ebenfalls positiv auf die Symptomatik auszuwirken (Linehan et al., 2015).

Verschiedene metaanalytische Untersuchungen (z. B. Kröger & Kosfelder, 2007; Stoffers et al., 2012) bestätigten die Wirksamkeit und Überlegenheit der DBT gegenüber unspezifischen Behandlungen bei Borderline-Patient:innen. Insbesondere scheint sich die Anwendung der DBT positiv auf die Reduktion des parasuizidalen Verhaltens sowie die Anzahl akutpsychiatrischer stationärer Behandlungen auszuwirken und die Anzahl von Therapieabbrüchen zu reduzieren.

Zusammenfassung

Die DBT gilt derzeit als die am häufigsten wissenschaftlich untersuchte störungsspezifische Behandlungsform der Borderline-Persönlichkeitsstörung. Eine robuste Wirksamkeit konnte in zahlreichen Studien nachgewiesen werden.

INFO 7 • V

Adaptionen der DBT

Seit der Entwicklung der DBT durch Linehan für die ursprüngliche Zielgruppe der weiblichen Borderline-Patientinnen, die als Standard-DBT bezeichnet wird, wurde eine Anpassung auf andere Störungsbilder oder Behandlungssettings durch verschiedene Forschungsgruppen vorgenommen.

Übersicht der DBT-Adaptionen (vgl. Burmeister et al., 2014; Elstner et al., 2012; Evershed et al., 2003; Lynch et al., 2003; 2013; Salbach et al., 2007; Buck-Horstkotte et al., 2022)

Name der Adaption	Zielgruppe
DBT-ACES (Accepting the Callenges of Employment and Self-Sufficiency)	Borderline-Patient:innen, die nach erfolgreicher Standard-DBT nachhaltig Lebensqualität erhöhen und Probleme der Lebensführung bewältigen möchten
Stationäre DBT	Borderline-Patient:innen mit Bedarf an erhöhter Behandlungsfrequenz von Einzel- oder Gruppensitzungen oder fehlenden störungsspezifischen ambulanten Therapieangeboten
DBT für Adoleszente (DBT-A)	suizidale und selbstverletzende Jugendliche ab 13 Jahren
DBT für Posttraumatische Belastungsstörungen (DBT-PTSD)	Borderline-Patient:innen, die komorbid an einer PTBS nach sexuellem Missbrauch in der Kindheit leiden
DBT-Sucht (DBT-S)	Borderline-Patient:innen, die komorbid an einer Suchtstörung erkrankt sind
DBT-basierte Behandlung für Aufmerksamkeitsdefizit-/Hyperaktivitätsstörungen (ADHS) im Erwachsenenalter	Patient:innen mit adultem ADHS
DBT für Patient:innen mit Essstörung	Patient:innen mit Binge-Eating-Störung und Patient:innen mit Bulimia nervosa
DBT für jugendliche Patient:innen mit Anorexia und Bulimia nervosa (DBT-AN/BN)	jugendliche Patient:innen mit Anorexia und Bulima nervosa
DBT im forensischen Setting (DBT-F)	männliche Straftäter in der Forensik und im Strafvollzug mit einer Borderline-Störung und/oder einer Antisozialen Persönlichkeitsstörung
An der DBT orientiertes Programm für Menschen mit geistiger Behinderung (DBToP-gB)	Patient:innen mit einer emotionalen Instabilität und geistiger Behinderung
DBT radical openness (DBT-RO)	Patient:innen mit langanhaltender Depression und überkontrollierenden Emotions-/Denkstrukturen und Verhaltensweisen
DBT für Mutter mit Kind	Mütter von kleinen Kindern (0–6 J), die an einer Borderline-Störung erkrankt sind

Vereinbarungen zwischen Patient:in und Therapeut:in

Die Grundlage der Behandlung stellen verpflichtende Vereinbarungen dar, die zu Beginn der Behandlung zwischen Patient:in und Therapeut:in besprochen und im Rahmen des Behandlungsvertrags schriftlich fixiert werden können.

Zeitliche Vereinbarung

Patient:in und Therapeut:in besprechen zu Beginn der Behandlung die geplante Behandlungsdauer. Im amerikanischen Original wird meist von einer 12-monatigen Behandlung ausgegangen. Es ist möglich, die Dauer auf die jeweiligen Behandlungssettings anzupassen, z. B. bei stationärer Behandlung auf 12 Wochen Behandlungslänge oder bei ambulanter Einzeltherapie zunächst auf die Dauer einer Kurzeittherapie. Wichtig ist, dem/der Patient:in zu vermitteln, dass die Behandlung nicht bei Verschlechterung automatisch verlängert wird – im Gegenteil –, eine Behandlung wird nur dann verlängert, wenn die besprochenen Ziele des ersten Abschnitts erreicht wurden und weitere sinnvolle Ziele für den nächsten Abschnitt vereinbart werden können.

Wichtig • Gründe für einen Therapieabbruch

Die/Der Patient:in muss zu Beginn darüber aufgeklärt werden, welche Verhaltensweisen seinerseits/ihrerseits zum einseitigen Beenden der Behandlung durch den/die Therapeut:in führen können. Linehan (1993) benennt als einzigen zwingenden Grund, die Behandlung abzubrechen, das Versäumen von vier Therapieterminen (Einzel- oder Gruppenterminen) in Folge. Sie sieht darin die einzige Möglichkeit, dem Vermeiden von Therapie in Form von sich »aus der Therapie stehlen« von Borderline-Patient:innen zuvorzukommen. Ein:e Patient:in, der/die deswegen von der Therapie ausgeschlossen wurde, kann dennoch zu einem anderen Zeitpunkt (z. B. zu Beginn eines neuen Gruppendurchlaufs) wieder mit in die Behandlung einbezogen werden.

Verpflichtung zur Teilnahme

Das Commitment über eine regelmäßige Teilnahme der vereinbarten Sitzungen wird betont: Der/Dem Patient:in wird deutlich gemacht, dass eine Absage der Sitzung aus Gründen wie aus einem Meidungsimpuls heraus, »weil ihr/ihm nicht danach sei«, oder aus einem Gefühl der Resignation heraus, nicht akzeptabel ist.

Commitment zur Teilnahme stärken

T: Sie haben ja letztes Mal erwähnt, dass Sie häufig Ihre Arbeit absagen, weil Sie sich so leer und antriebslos gefühlt haben.

P: Ja, das stimmt, manchmal krieg ich es einfach gar nicht hin.

T: Glauben Sie, dass das auch für unsere Sitzungen eintreten könnte? Also, dass Sie absagen, weil Sie sich nicht danach fühlen?

P: Nein, die Therapie hilft mir ja, mich besser zu fühlen, da komme ich eigentlich immer gerne hin.

T: Das freut mich natürlich erstmal zu hören, aber je nachdem, wie unsere Sitzungen verlaufen, kann ich mir schon vorstellen, dass Sie mal denken: »Heute lieber nicht«.

Vereinbarungen zwischen Patient:in und Therapeut:in

P: Mmh, bislang war's noch nie so, aber klar, ich weiß ja nicht, wie es mir in einem halben Jahr so gehen wird.

T: Genau! Ich möchte nämlich, dass Sie GENAU dann kommen, wenn Sie denken, dass es heute gar keinen Sinn hat. Lassen Sie uns überlegen, was Ihnen helfen könnte, trotz Unsicherheit herzukommen, okay?

P: Okay!

Vereinbarung über suizidales Verhalten

Viele Patient:innen, die eine DBT in Anspruch nehmen möchten, haben in ihrer Vorgeschichte Suizidversuche durchgeführt oder zeigen regelmäßig schwer selbstgefährdende Verhaltensweisen. Therapeut:innen müssen daher zu Beginn der Behandlung mit den Patient:innen besprechen, dass die Reduktion dieser Verhaltensweisen ein primäres Behandlungsziel darstellt. Kann sich ein:e Patient:in nicht darauf einlassen, dies als Ziel für sich zu benennen, ist die DBT nicht die passende Behandlungsform für ihn/sie. Behandelnde sollten an dieser Stelle der Behandlung die hohe Ambivalenz vieler Patient:innen in Bezug auf Suizidalität im Blick behalten. Oft ist eine Selbstöffnung an dieser Stelle hilfreich.

Suizidales Verhalten ansprechen

T: Wir haben ja gerade besprochen, dass es unser gemeinsames Ziel sein sollte, daran zu arbeiten, keine Suizidversuche während einer laufenden Behandlung zu unternehmen. Wissen Sie, warum mir das so wichtig ist?

P: Na ja, macht sich wahrscheinlich nicht so gut, wenn sich Ihre Patienten umbringen ...

T: Das auch, aber mir ist es eigentlich nur aus einem Grund besonders wichtig: Wenn ich jederzeit davon ausgehen muss, dass sich meine Patienten umbringen, dann macht mir die Vorstellung Angst und führt dazu, dass ich eine nervöse Therapeutin bin. Bin ich nervös, dann werde ich bestimmte Dinge in der Therapie nicht ansprechen oder keine Übungen vorschlagen, die Sie fordern könnten. Ich würde Sie wie ein rohes Ei behandeln, da ich immer in Sorge wäre, Sie zu verärgern, zu kränken oder Ihnen andere Gründe zu liefern, warum Sie sich umbringen könnten. Klingt das für Sie verlockend?

P: Nein, überhaupt nicht!

T: Das ist der Grund, warum es mir so wichtig ist, dass Sie zusichern können, mir offen und ehrlich über Ihre Suizidalität Auskunft zu geben und nicht einfach einen Suizidversuch zu unternehmen.

Vereinbarung über therapiegefährdendes Verhalten

Viele Patient:innen zeigen Verhaltensweisen, die eine Fortführung der Therapie gefährden können:

- Aus Sorge, diese nicht gut genug zu erledigen, werden Hausaufgaben gar nicht erst erstellt.
- Innerhalb der letzten 5 Minuten einer Sitzung werden wichtige Inhalte offenbart, die zu Beginn vermieden wurden.
- Patient:innen kommen in die Sitzung, ohne genug gegessen oder getrunken zu haben und riskieren das Auftreten dissoziativer Zustände.

Vereinbarungen zwischen Patient:in und Therapeut:in

Dies sind einige Beispiele für therapiegefährdende Verhaltensweisen, die mit den Patient:innen zu Beginn thematisiert werden sollten. Insbesondere sollen diese rasch die Möglichkeit bekommen, alternative Verhaltensweisen zu erlernen und über den Umgang und die Konsequenzen ihres therapiegefährdenden Verhaltens aufgeklärt werden.

Vereinbarung über die Teilnahme am Skills-Training

Ergänzend zur den DBT-Einzelsitzungen nehmen die Patient:innen regelmäßig an einem Fertigkeitentraining (Skills-Training) teil. Ziel der Skillsgruppe ist der Erwerb alternativer Verhaltens- und Denkmuster anstelle dysfunktionaler Strategien zur Emotionsregulation.

Wichtig • Möglichkeiten alternativer Fertigkeitentrainings

Kann die/der Therapeut:in selbst kein Gruppenangebot in Aussicht stellen, gibt es verschiedene andere Möglichkeiten, z. B. die Anbindung an Institutsambulanzen psychiatrischer Kliniken, die Skillstrainings anbieten. Auch besteht die Möglichkeit, mit dem/der Patient:in eine stationäre DBT-Behandlung zu erwägen, um dort im Rahmen des Aufenthalts einen Überblick über die Skills zu erhalten. Einzeltherapeut:innen können auch im Rahmen einer zweiten wöchentlichen Sitzung Einzel-Skills-Training anbieten.

INFO 9 • E

Therapeutische Verpflichtungen

Die DBT versteht sich als Behandlung auf Augenhöhe. Vor diesem Hintergrund ist es sinnvoll, dass auch Therapeut:innen Verpflichtungen vor Aufnahme der Behandlung eingehen.

Verpflichtung, sich Mühe zu geben und das Beste zum Gelingen der Behandlung beizutragen
Oft haben insbesondere Patient:innen, die an einer Borderline-Persönlichkeitsstörung erkrankt sind, den Eindruck, eine:n Therapeut:in kenne bestimmte Zauberformeln oder einfache Kniffe, die ihr emotionales Leiden in Nullkommanichts reduzieren könnten. Das scheinbare Vorenthalten dieser Wunderwaffe führt nach kurzer Zeit der Behandlung zu Frustration auf Seiten der Patient:innen, wenn nicht zu Beginn falsche Erwartungen korrigiert werden. Es ist daher hilfreich, Patient:innen am Anfang zu vermitteln, dass man sich zwar die allergrößte Mühe geben wird, das Beste beizutragen und sie zu unterstützen, dass man sie allerdings nur auf ihrem Weg *begleiten* und sie nicht *tragen* kann.

Verpflichtung, ethische Richtlinien einzuhalten
Hierunter versteht man insbesondere das Wahren der Grenzen der Patient:innen. Sexuelle Kontakte zwischen Patient:in und Therapeut:in sind selbstverständlich untersagt. Es sollte aber auch vermittelt werden, dass eine therapeutische Beziehung sich nicht in eine private Freundschaft verwandeln wird.

Vereinbarung über Zuverlässigkeit
Die/Der Therapeut:in sichert zu, regelmäßige (i. d. R. wöchentliche) Einzelsitzungen und eine Telefonberatung in Krisensituationen anzubieten. In Abwesenheiten sollte versucht werden, eine sinnvolle Vertretung zu finden. Die genauen Bedingungen der Telefonberatung sollten zu Beginn offen mit dem/der Patient:in besprochen werden.

Wichtig • 24-Stunden-Regel

Einzige Ausnahme stellt die 24-Stunden-Regel dar: Findet innerhalb von 24 Stunden vor der geplanten Einzelsitzung eine parasuizidale Handlung, eine Selbstverletzung oder eine andere zuvor definierte selbstgefährdende Handlung (z. B. Substanzkonsum) statt, fällt die Therapiestunde aus. Falls zuvor vereinbart, kann von der/dem Therapeut:in eine finanzielle Entschädigung verlangt werden. Auch findet innerhalb dieses Zeitraums kein Telefoncoaching statt.

Vereinbarung eines respektvollen Umgangs mit Patient:innen
Die Rechte des/der Patient:in und deren/dessen Integrität werden in der DBT gewahrt. Dies betrifft sowohl persönliche Kontakte mit dem/der Patient:in als auch das Verhalten in seiner/ihrer Abwesenheit. Ein schönes Beispiel stellt das Sprechen über Patient:innen im Team dar: Wir versuchen so über die Patient:innen zu sprechen, als wären sie anwesend, und beschreiben ihr Verhalten nicht-wertend.

Verpflichtung zur Schweigepflicht
Patient:innen sollten zu Beginn darüber aufgeklärt werden, dass Informationen ihrer Behandlung nicht nach außen dringen. Eine Ausnahme kann die Intervision im Team darstellen, in diesem Fall empfiehlt es sich, von den Patient:innen eine Schweigepflichtsentbindung unterzeichnen zu lassen.

Vereinbarung, sich Hilfe und Beratung zu holen
Die/Der Therapeut:in sichert zu, sich bei eigenen therapiegefährdenden Verhaltensweisen, z. B. Nicht-weiter-Wissen in der Behandlung oder Überforderung, sinnvolle Hilfe und Beratung zu suchen. Dies kann im DBT-Team erfolgen oder durch externe Supervision geschehen.

AB 1 • R

Selbstreflexion: Klärungsfragen vor Aufnahme der Behandlung

Welche Gründe gäbe es für mich als Therapeut:in, eine Behandlung einseitig zu beenden?

Wie kann ich den Patient:innen zu Beginn der Behandlung diese Gründe authentisch und transparent vermitteln?

Welche Verpflichtungen gegenüber den Patient:innen kann ich zuverlässig einhalten?

Wie möchte ich damit umgehen, wenn ich diese im Verlauf dennoch nicht einhalten kann oder möchte?

Welche Vereinbarungen sind mir zusätzlich wichtig und wie möchte ich damit umgehen, wenn diese nicht eingehalten werden?

Für wie lange sollen die getroffenen Vereinbarungen gelten?

INFO 10 • E

Beispiel eines Therapievertrags

Der Therapievertrag wird am __________ zwischen Patient:in ________________ und Therapeut:in ______________________ geschlossen. Er soll zunächst für die Dauer von __________________ gelten.

Als Patient:in versichere ich an folgenden Zielen zu arbeiten:
(a) Reduktion suizidaler Verhaltensweisen
(b) Reduktion selbstverletzender oder anderer selbstgefährdender Verhaltensweisen
(c) Reduktion therapiezerstörender Verhaltensweisen

Dies bedeutet insbesondere, dass ich während der laufenden Behandlung keinen Suizidversuch unternehmen werde. Ich gebe mein Bestes, offen über Suizidgedanken oder suizidale Impulse zu berichten und Hilfestellungen meiner/meines Therapeut:in in Krisen anzunehmen. Bei selbstverletzenden Verhaltensweisen oder anderen Verhaltensweisen, die meine Sicherheit und mein Wohlergehen gefährden, respektiere ich die 24-Stunden-Regel. Ich bereite mich darauf vor, in der nachfolgenden Einzelsitzung offen über die Umstände zu sprechen, die zu diesen Verhaltensweisen geführt haben. Ich bemühe mich, Verhaltensweisen, die meine Behandlung gefährden, wie z. B. das Verschweigen wichtiger Inhalte oder das Vermeiden von Therapieaufgaben, zu reduzieren. Zusätzlich verpflichte ich mich dazu,

- regelmäßig an Einzelsitzungen und am Skills-Training teilzunehmen und rechtzeitig abzusagen, sollte ich verhindert sein. Ich wurde darüber aufgeklärt, dass ein Versäumen von vier Sitzungen hintereinander zum Ausschluss von der Therapie führen kann.
- so konzentriert wie möglich teilzunehmen, das bedeutet, dass ich z. B. frei von Drogen oder Alkohol zur Sitzung erscheinen werde, aber auch versuche, vorher ausreichend gegessen oder getrunken zu haben.
- mein:e Therapeut:in in Krisensituationen anzurufen und um Beratung zu bitten.
- regelmäßig eine Diary-Card zu führen, auf der ich offen Auskunft über meine Behandlungsziele gebe, und andere vereinbarte Hausaufgaben zwischen den Sitzungen anzufertigen.

Als Therapeut:in verpflichte ich mich dazu,

- mich anzustrengen, eine kompetente und effektive Psychotherapie durchzuführen.
- mit meinen persönlichen Grenzen offen umzugehen und die/den Patient:in zeitnah und transparent darüber zu informieren, wenn meine persönlichen Grenzen überschritten werden.
- die festgesetzten ethischen und beruflichen Richtlinien einzuhalten. Das bedeutet insbesondere, dass ich keinen persönlichen Vorteil aus der therapeutischen Beziehung ziehe und die therapeutische Beziehung professionell ist und auch nach der Therapie bleibt.
- der/dem Patient:in in der Regel für wöchentliche Therapiesitzungen und Telefonberatung in Krisensituationen zur Verfügung zu stehen. Bei Abwesenheit spreche ich notwendige Vertretungen mit der/dem Patient:in ab. Meine Verfügbarkeit für Telefonate ist ______________________.
- die Integrität und Rechte des/der Patient:in zu wahren.
- die Schweigepflicht zu wahren. Das heißt, dass außerhalb des Therapeutenteams niemand ohne Zustimmung des/der Patient:in von Therapieinhalten erfährt.
- mir Rat und Unterstützung im Therapeutenteam zu holen, wann immer dies notwendig ist.

Datum, Ort ________________________________

Patient:in____________________________ Therapeut:in______________________________

INFO 11 • V

Behandlungsstruktur der DBT

Die vier Therapiephasen der DBT

Die DBT lässt sich in vier verschiedene Therapiephasen unterteilen:

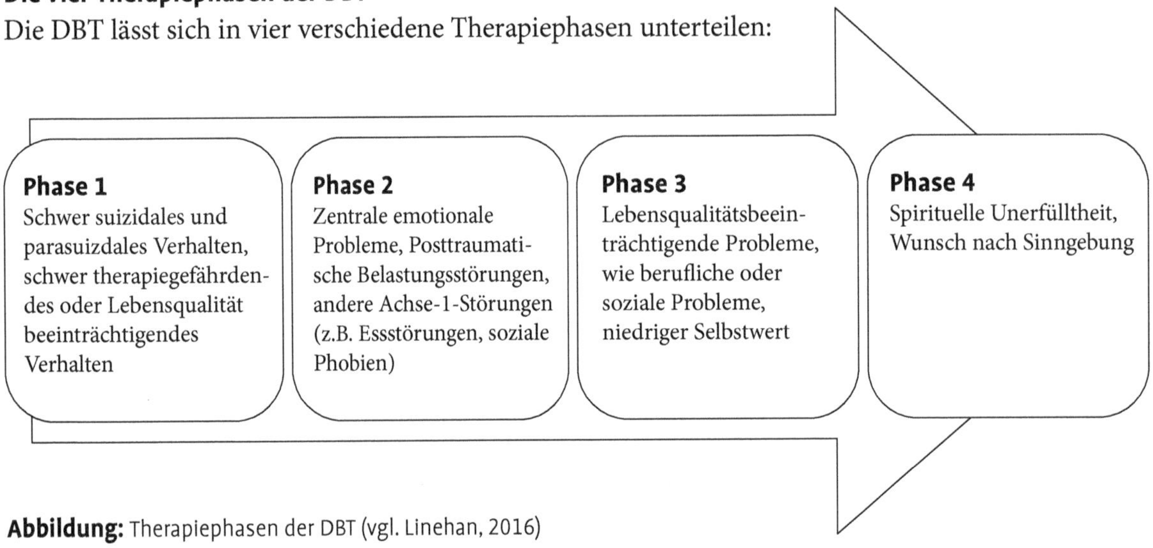

Abbildung: Therapiephasen der DBT (vgl. Linehan, 2016)

(1) In der **ersten Phase** der Behandlung werden die schwerwiegendsten Verhaltenskontrollprobleme, gravierendsten therapiezerstörenden Verhaltensweisen und erheblichsten sozialen Probleme der Patient:innen behandelt. Beispiele für schwerwiegende Verhaltenskontrollprobleme können schwer selbstverletzendes Verhalten (wie das Zufügen tiefer Schnittwunden in Pulsnähe oder unkontrollierte Tablettenüberdosierungen) darstellen. Schwer therapiezerstörende Verhaltensweisen können häufige und unabgesprochene Abwesenheit, Wutausbrüche gegenüber der/dem Therapeut:in oder schwere Dissoziationen, die das Lernen in der Sitzung blockieren, darstellen. Unter erheblichen sozialen Problemen versteht man eine drohende Obdachlosigkeit, Kindeswohlgefährdung oder häusliche Gewalt.

(2) Innerhalb der **zweiten Phase** der Behandlung werden zentrale emotionale Probleme, wie der Umgang mit Scham, Schuld, Wut oder Eifersucht, aber auch andere psychische Störungen behandelt. Insbesondere findet hier die Behandlung der Posttraumatischen Belastungsstörung statt, falls Patient:innen diese aufweisen. Aber auch andere Komorbiditäten, z. B. soziale Phobien, Zwangsstörungen oder Essstörungen, werden in der zweiten Phase fokussiert.

(3) In der **dritten Phase** der Behandlung erfolgt die Bearbeitung von Problemen im Leben wie Beziehungsproblemen, beruflichen Schwierigkeiten, einem niedrigen sozialen Status und einem reduzierten Selbstwert. Besonderes Augenmerk kann hier auch der Loslösung aus der Krankenrolle geschenkt werden. Fragen etwa zu einem Wiedereinstieg auf den ersten Arbeitsmarkt oder weitere Verselbstständigung werden geklärt.

(4) Bei der **vierten Phase** der Behandlung ist strittig, ob es sich überhaupt noch um Behandlungsziele im Sinne einer Krankenbehandlung handelt. Hier geht es um die Frage der Selbstverwirklichung und den Wunsch nach spiritueller Erfülltheit. Eine vertiefte Anwendung der Achtsamkeitsfertigkeiten kann z. B. in Form von Retreats geübt werden.

Behandlungsstruktur der DBT

Behandlungsstruktur innerhalb der Therapiesitzung

Neben der Struktur, die sich durch die verschiedenen Therapiephasen der DBT ergibt, folgt jede Einzeltherapiesitzung einer klaren Entscheidungsmatrix, um den Fokus der jeweiligen Sitzung zu finden. Wichtig ist hierbei, dass es sich um eine dynamische Behandlungshierarchie handelt. Damit ist gemeint, dass z. B. bei einem Rückfall der/des Patient:in ein Rückgriff auf Strategien der ersten Behandlungsphase auftreten kann. Konkret meint dies, dass ein:e Therapeut:in, die mit dem/der Patient:in bereits an der Reduktion von Symptomen einer PTBS (Phase 2) arbeitet, dies unterbricht, wenn der/die Patient:in eine schwere Selbstverletzung durchgeführt hat und sich zunächst der Erhebung der Problem- und Lösungsanalyse (Phase 1) widmet. Hat der/die Patient:in seine/ihre Verhaltenskontrolle erneut ausreichend gefestigt, arbeiten beide weiter an der störungsspezifischen Bearbeitung der PTBS.

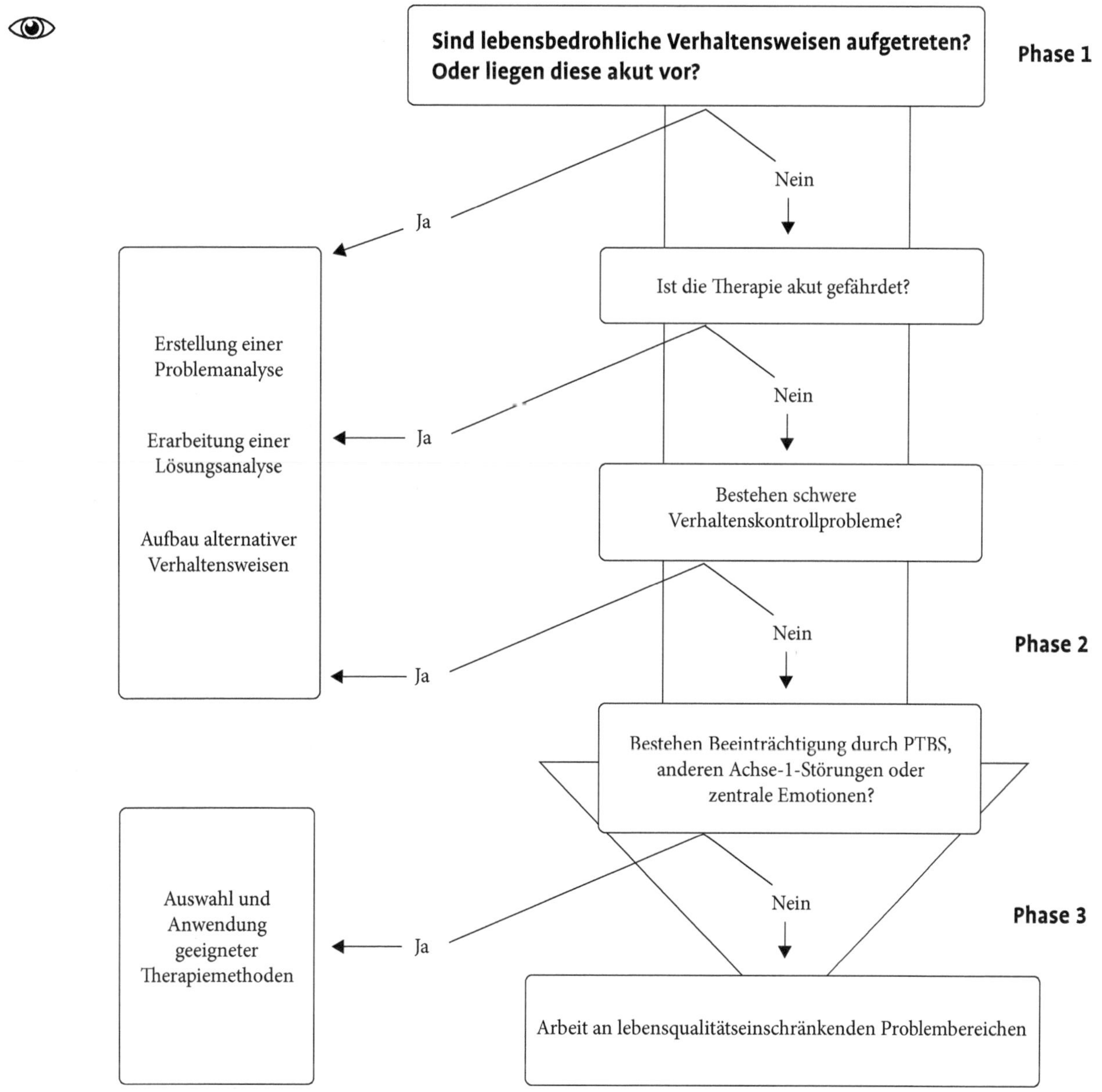

Abbildung: Entscheidungsmatrix in der DBT-Einzelsitzung

INFO 12 • V

Die Grundannahmen der DBT

In der DBT wurden sogenannte Grundannahmen als Basis der Behandlung formuliert (Linehan, 1993). Sie immer wieder zu erinnern und zu überprüfen, kann Therapeut:innen darin unterstützen, frühzeitig Probleme in der Behandlung wahrzunehmen.

(1) **Die Patient:innen geben sich wirklich Mühe.**
Angesichts der chronischen Suizidalität, dem quälenden Selbsthass und dem emotionalen Leiden, das Borderline-Patient:innen täglich erleben, müssen wir davon ausgehen, dass allein das schiere Am-Leben-Bleiben wirklich Mühe kostet.

(2) **Die Patient:innen wollen sich ändern.**
Ein langsamer Veränderungsprozess in der Behandlung oder herausforderndes therapiegefährdendes Verhalten kann mit dieser Grundannahme interferieren. Wichtig ist hierbei, sich klar zu machen, dass Patient:innen sich ändern möchten (sonst kämen sie gar nicht erst!), nur nicht immer mit unseren Methoden. Auch können emotionale Hindernisse oder externe Faktoren der Veränderung im Wege stehen.

(3) **Die Patient:innen müssen noch mehr Anstrengung und Motivation an den Tag legen, um sich zu ändern.**
Insbesondere betonen wir dies bei Aufnahme der Behandlung, denn die DBT fordert den Patient:innen einiges ab: das tägliche Führen einer Diary Card, die regelmäßige Teilnahme an Einzel- und Gruppensitzungen und das Lernen und Anwenden von funktionalen Fertigkeiten.

(4) **Die Patient:innen haben zwar nicht alle ihre Schwierigkeiten selbst herbeigeführt, aber müssen sie trotzdem selbst lösen.**
Insbesondere kann es vor dem Hintergrund belastender biografischer Erlebnisse der Patient:innen wichtig sein, Verständnis für die Ungerechtigkeit dieser Tatsache und damit verbundener Gefühle zu äußern.

(5) **Das Leben einer/eines suizidalen Borderline-Patient:in ist in dieser Form unerträglich.**
Anhaltende Suizidgedanken der Patient:innen sprechen dafür, dass ihr Leben, so wie es sich aktuell gestaltet, nicht aushaltbar erscheint. Daher müssen wir in der Behandlung alles daran setzen, diese Umstände zu verändern und ein lebenswertes Leben aufzubauen.

(6) **Die Patient:innen müssen in allen relevanten Lebensbereichen neue Verhaltensweisen erlernen.**
Die Förderung der Fertigkeitenanwendung in unterschiedlichen Lebensbereichen und Zuständen der Patient:innen stellt das Ziel der DBT dar. Insbesondere das Anwenden der erlernten Fertigkeiten in einer Krise sollte immer gefördert werden und gegenüber einer stationären Krisenintervention bevorzugt werden. Eine stationäre Akutaufnahme stellt immer eine Bankrotterklärung der eigenen Bewältigungsfertigkeiten dar und sollte nur im äußersten Notfall eingeleitet werden. Therapeut:innen sollten versuchen, Patient:innen auch in der Krise zu unterstützen und zur Skillsanwendung zu ermuntern und anzuleiten.

(7) **Die Patient:innen können in der Therapie nicht versagen.**
Die Patient:innen haben oft viele Erfahrungen eigenen Versagens (abgebrochene Schulbesuche oder Berufsausbildungen) hinter sich. Diese Erfahrung in der Therapie zu wiederholen wäre fatal. Gelingt keine Veränderung in der Behandlung oder wird diese abgebrochen, kann die Ursache in der Therapie, der/dem Therapeut:in oder der Methode liegen, nicht aber in dem/der Patient:in.

(8) **Therapeut:innen von Borderline-Patient:innen brauchen Unterstützung.**
Die Unterstützung kann in Form des DBT-Teams oder einer externen Supervision in Anspruch genommen werden. Sie soll insbesondere darin unterstützen, eine gute Balance zwischen Akzeptanz der Problematik des/der Patient:in und dem Fokussieren auf Veränderung zu finden.

Selbstreflexion: Grundannahmen der DBT

Gibt es aktuell Patient:innen, bei denen es mir schwerfällt, an eine oder mehrere der Grundannahmen zu glauben?

....

Welche Verhaltensweisen zeigen diese Patient:innen und wie interpretiere ich diese?

....

....

Welche Verhaltensweisen müssten die Patient:innen zeigen, damit ich wieder an die Grundannahme(n) glauben kann?

....

....

Wie kann ich dies mit den Patient:innen besprechen und das Commitment stärken, an diesen Verhaltensweisen zu arbeiten?

....

....

Gibt es zusätzliche Faktoren (z. B. eigene biografische Erlebnisse, aktuelle Umstände), welche mein Beherzigen der Grundannahmen gefährden?

....

....

Wie möchte und kann ich diesen begegnen?

....

....

Habe ich ausreichend Unterstützung in der Behandlung? Wenn nein, welche Hindernisse sehe ich und wie kann ich diesen begegnen?

....

....

3 Was sind Indikationen und Kontraindikationen?

Oft bestehen vor Aufnahme der Psychotherapie mit Borderline-Patient:innen große Zweifel an der persönlichen Eignung als DBT-Therapeut:in. In der Vorstellung vieler Psychotherapeut:innen dominiert das Bild von sehr robusten Behandelnden, die tough auf schwere Verhaltenskontrollprobleme reagieren. Auch die Frage nach dem essenziellen Kenntnisstand der DBT führt zu Unsicherheit und Zögern bei der Aufnahme von Borderline-Betroffenen. Oder der notwendige Grad an Stabilität der betreffenden Patient:innen erscheint vielen Behandler:innen fraglich und lässt diese konservative und vorsichtige Entscheidungen bei ihrer Patient:innenauswahl treffen. Die folgenden Informations- und Arbeitsblätter sollen Sie dabei unterstützen, die Kriterien für die Patient:innenauswahl sowie eigene Voraussetzungen zur Erbringung einer an der DBT orientierten Psychotherapie festzulegen und zu überprüfen.

Erläuterung der Materialien dieses Kapitels

INFO 13 Indikationen und Kontraindikationen auf Patient:innenseite
Es werden Überlegungen zur Auswahl der Zielgruppe der DBT dargelegt und eindeutige Kontraindikationen benannt.

INFO 14 Voraussetzungen der Behandelnden
Auf diesem Informationsblatt findet man die wesentlichen inneren und äußeren Voraussetzungen, um als Behandler:in DBT anbieten zu können.

AB 3 Selbstreflexion: Eigene Voraussetzungen vor Aufnahme der DBT prüfen
Dieses Arbeitsblatt hilft zur Klärung der Frage, ob die DBT aktuell bereits angeboten werden kann oder welche Veränderungen sinnvoll sind, um eine möglichst konzepttreue Behandlung anbieten zu können.

Indikationen und Kontraindikationen auf Patient:innenseite

Indikation

Die bestuntersuchteste Zielgruppe der DBT stellen nach wie vor weibliche Borderline-Patientinnen dar. Für ihre Behandlung mittels DBT ist eine gute Wirksamkeit vielfach nachgewiesen. Das heißt: Für diese Gruppe von Patientinnen liegt eine eindeutige Indikation mit günstigster Prognose zur Anwendung der DBT vor. Mögliche andere Zielgruppen finden sich auf INFO 7 »Adaptionen der DBT«. Diese Spezialvarianten der DBT sind unterschiedlich gut hinsichtlich ihrer Wirksamkeit untersucht, erreichen aber (noch) nicht den gleichen robusten Wirksamkeitsnachweis wie die Anwendung der Standard-DBT bei der ursprünglichen Zielgruppe weiblicher Borderline-Patientinnen.

Gleichzeitig lässt sich daraus nicht schlussfolgern, dass z. B. eine rein schizophrenieforme Erkrankung oder Bipolare Störungen eine eindeutige Kontraindikation zur Anwendung der DBT darstellen würden. Die Fokussierung auf krisengenerierende Verhaltensweisen oder Verhaltenskontrollprobleme, die auch bei einer Vielzahl anderer Störungsbilder auftreten, ermöglicht eine gute Strukturierung des Behandlungsablaufs. Der Erwerb von Fertigkeiten, die zur Erhöhung der Stresstoleranz eingesetzt werden können oder helfen, die Emotionsregulation zu verbessern, scheint für nahezu jede Patient:innengruppe sinnvoll.

Kontraindikation

Da die DBT mit der Zustimmung zu den Anforderungen des Therapievertrages beginnt, lässt sich als einzige klare Kontraindikation ableiten, dass Patient:innen, die nicht in der Lage sind, reflektiert und klar über dieses zu entscheiden, nicht mittels DBT behandelt werden können. Dies wäre z. B. bei akuter Suizidalität, in einer manischen Episode, bei schwerstem Untergewicht oder einer augenblicklichen Psychose der Fall. Auf der anderen Seite bedeutet es nicht, dass diese Patient:innen nicht in einem Setting behandelt werden können, welches nach DBT-Prinzipien arbeitet oder dass diese Patient:innen nicht zu einem anderen Zeitpunkt von der Behandlung profitieren können.

Störungsspezifische Gruppentherapie

Aus klinischer Perspektive kann es sinnvoll sein, Patient:innen einer DBT-Einheit (z. B. die Teilnehmenden einer Skillsgruppe oder einer stationären Behandlungseinheit) in eher homogenen Gruppen zu behandeln. Die landläufigen Vorurteile einer »gegenseitigen Ansteckung« bei emotionalen Krisen oder die Annahme, dass sich Borderline-Patient:innen, die Verhaltenskontrollprobleme zeigen, nicht gegenseitig unterstützen können, bestätigen sich klinisch nicht. Im Gegenteil: In reinen Borderline-Gruppen profitieren die Teilnehmenden häufig von einem Klima der gegenseitigen Wertschätzung und des grundlegenden Verständnisses für die Situation der anderen.

Fazit

Die DBT scheint bei Patient:innen sinnvoll und indiziert, die von der grundlegenden Hierarchie der Behandlungsziele profitieren können und die in der Lage sind, den DBT-Behandlungsvertrag einzugehen. Besonders hilfreich ist die Struktur des Behandlungsverlaufs bei Verhaltenskontrollproblemen oder therapiegefährdenden Verhaltensweisen. Es finden sich kaum eindeutige Kontraindikationen, auch wenn Wirksamkeitsnachweise bislang nur für ausgewählte Störungsbilder erbracht wurden. Elemente der DBT, etwa der Skillsaufbau, die spezielle Strukturierung der Sitzungen und des Behandlungsverlaufs oder ein Notfallcoaching in Krisen finden klinisch auch bei einer Vielzahl anderer Störungen Anwendung und scheinen auch bei diesen durchaus sinnvoll und hilfreich zu sein.

INFO 14 • V

Voraussetzungen der Behandelnden

Die Grundvoraussetzung, um eine (Standard-)DBT-Behandlung anzubieten, ist das Interesse, mit Borderline-Patient:innen zu arbeiten und diesen unvoreingenommen begegnen zu wollen. Des Weiteren erfordert es die Bereitschaft, der Struktur der Methode zu folgen und eine Behandlung auf Augenhöhe anzubieten. Die DBT erfordert in hohem Maße eine Reflexion des Therapieprozesses und ein schnelles Reagieren bei Stagnation, Verschlechterungen oder therapiegefährdenden Verhaltensweisen. Therapeut:innen sollten bereit sein, ihre Grenzen im Notfall auszudehnen, wenn Patient:innen dies benötigen.

Flexibilität

Da sich die DBT an wissenschaftlichen Ergebnissen orientiert, sollte die Flexibilität vorhanden sein, das eigene Wissen immer weiterzuentwickeln und die therapeutische Arbeit anzupassen. Die Wirksamkeit der DBT scheint laut aktueller Datenlage am höchsten zu sein, wenn alle Behandlungselemente angeboten und genutzt werden können. Gleichzeitig kann es als ambulant tätige:r Therapeut:in schwierig sein, alle Behandlungselemente, wie sie in der Standard-DBT beschrieben sind, anzubieten. Die räumlichen Gegebenheiten der Praxis können es erschweren, eine Gruppentherapie in Form eines Skillstrainings anzubieten. Der Wunsch nach einer ungestörten Freizeit oder familiäre Verpflichtungen können mit dem Angebot einer Telefonberatung in Krisenzeiten interferieren. Der eigene volle Terminkalender und die zeitliche Eingebundenheit von Kolleg:innen kann es erschweren, regelmäßige DBT-Teamsitzungen einzurichten. Sicherlich wird man als ambulante:r Therapeut:in in irgendeiner Form vom Goldstandard der beschriebenen Standard-DBT abweichen und eine geringere Wirksamkeit in Kauf nehmen müssen.

Tipp • Übung nichtwertender Kommunikation

Um uns darin zu üben, Betroffenen unvoreingenommen zu begegnen, sollten Begriffe wie Manipulieren, Spalten, Testen, die häufig beim Austausch über Borderline-Patient:innen von Behandelnden aller Therapieschulen verwendet werden, durch eine genaue und nichtwertende Beschreibung des Verhaltens der Patient:innen ersetzt werden. Dies hilft beim konkreten Formulieren von Verhaltenszielen für den/die Patient:in und hilft von Anfang an, einem Beschuldigen bei Stagnation der Behandlung oder herausforderndem Verhalten entgegenzuwirken.

AB 3 • R

Selbstreflexion: Eigene Voraussetzungen vor Aufnahme der DBT prüfen

- ☐ Reicht mein DBT-Wissen, um eine konzepttreue Einzelsitzung nach DBT-Standards anzubieten? Habe ich die notwendigen Materialien (u. a. Skills-Manual, Diary Cards, Skills zum Ausprobieren) zur Verfügung?
- ☐ Falls nein: Wo gibt es geeignete Weiterbildungsangebote? Möchte ich mich autodidaktisch weiterbilden? Welche Literatur möchte ich verwenden? Woher beziehe ich die Materialien?
- ☐ Kann ich mir vorstellen, außerhalb der Sitzungen Telefonberatung in Krisensituationen anzubieten? Welche Zeitfenster kann ich sicher anbieten? Wie können Patient:innen mich kontaktieren?
- ☐ Falls nein: Welche Hindernisse bestehen? Was bräuchte ich, um zumindest eine Stunde pro Woche außerhalb der Sitzungen im Notfall erreichbar zu sein?
- ☐ Kann ich selbst für meine Patient:innen eine Skillsgruppe anbieten? Wann und wo findet diese statt? Gibt es eine:n Co-Therapeut:in? Wie lange dauert ein Durchlauf? Wie möchte ich das Curriculum gestalten?
- ☐ Falls nein: Kann ich meine Patient:innen an eine bestehende Skillsgruppe anbinden? Kann ich ein Einzel-Skillstraining in einer zweiten Einzelsitzung in der Woche anbieten? Gibt es stationäre DBT-Angebote, die durch die Patient:innen zum Skillserwerb genutzt werden könnten?
- ☐ Kann ich selbst ein DBT-Team gründen oder mich einem bestehenden DBT-Team anschließen? Welche Hindernisse gibt es, die eine regelmäßige Teilnahme gefährden könnten?
- ☐ Falls nein: Was bräuchte ich, um mich zumindest einmal im Monat mit Kolleg:innen in einem DBT-Team auszutauschen? Kann ich externe Supervision regelmäßig in Anspruch nehmen?

Notizen

....

....

....

....

....

....

....

....

....

4 Wie sieht ein idealtypischer bzw. beispielhafter Therapieverlauf aus?

Viele Borderline-Patien:tinnen mit einer Vielzahl an Komorbiditäten oder mannigfaltiger dysfunktionaler Emotionsregulationsstrategien stellen Behandler:innen vor die Problematik: »Was behandle ich zuerst?« In den Materialien dieses Kapitels werden die Fragen nach inhaltlicher Gestaltung der Sitzungen im Behandlungsverlauf geklärt. Sie werden darüber aufgeklärt, welche Ziele in welcher Behandlungsphase verfolgt werden und wie die Zuordnung der Symptomatik und Problematik der Patient:innen zu diesen erfolgt. Das Arbeitsblatt 4 »Hilfestellungen zur Hierarchisierung der Anamnese« kann Sie dabei unterstützen, die Angaben der Patient:innen zur aktuellen Symptomatik und Anamnese entsprechend der Behandlungsphasen einzuordnen. Eines der wichtigsten Selbstbeobachtungsinstrumente der DBT, die Diary Card, wird eingeführt und die Arbeit mit derselbigen wird Ihnen nähergebracht. Abgerundet wird das Kapitel mit einem Fallbeispiel auf INFO 21 »Exemplarischer DBT-Behandlungsverlauf«, welches Ihnen die Anwendung im klinischen Alltag näherbringen soll.

Erläuterung der Informations- und Arbeitsmaterialien dieses Kapitels

INFO 15 Erweiterte Übersicht der Behandlungsphasen
Ein Schaubild verdeutlicht die inhaltliche Zuordnung der Behandlungsphasen. Eine Vorbereitungsphase (Behandlungsphase 0) wird den bei Linehan (2016) beschriebenen Phasen vorangestellt.

INFO 16 Vorbereitungsphase
Dieses Informationsblatt beschreibt die Elemente der »Behandlungsphase 0« und deren theoretische Umsetzung.

AB 4 Hilfestellungen zur Hierarchisierung der Anamnese
Dieses Arbeitsblatt kann genutzt werden, um die Anamnese der/des Patient:in gemäß der DBT-Hierarchie zu sortieren.

INFO 17 Behandlungsphase 1
Es werden die Elemente der Behandlungsphase 1 (Skillstraining, Diary Card, Telefoncoaching) und deren Einführung sowie theoretische Umsetzung dargestellt.

INFO 18 Arbeit mit der Diary Card in Behandlungsphase 1
Das Wochenprotokoll (Diary Card) wird eingeführt. An einem Beispiel wird veranschaulicht, wie der Einbezug in den Sitzungen aussehen kann und wie die dynamische Strukturierung umgesetzt wird.

INFO 19 Behandlungsphase 2
Die Behandlungsphase 2, die sich mit der Bearbeitung zentraler emotionaler Problembereiche und komorbider psychischer Erkrankungen beschäftigt, wird vorgestellt.

INFO 20 Behandlungsphase 3
Abschließend wird Behandlungsphase 3 beschrieben, im Rahmen derer die nachhaltige Verbesserung der Lebensqualität der Patient:innen im Fokus steht. Der Gestaltung des Therapieabschlusses kommt hierbei besondere Bedeutung zu.

INFO 21 Exemplarischer DBT-Behandlungsverlauf
Zur Skizzierung eines idealtypischen Behandlungsverlaufs wird das Fallbeispiel einer Borderline-Patientin verwendet. Zur Anonymisierung wurde verschiedene Details verändert.

Erweiterte Übersicht der Behandlungsphasen

Linehan (2016) hat ursprünglich vier Therapiephasen der DBT definiert:

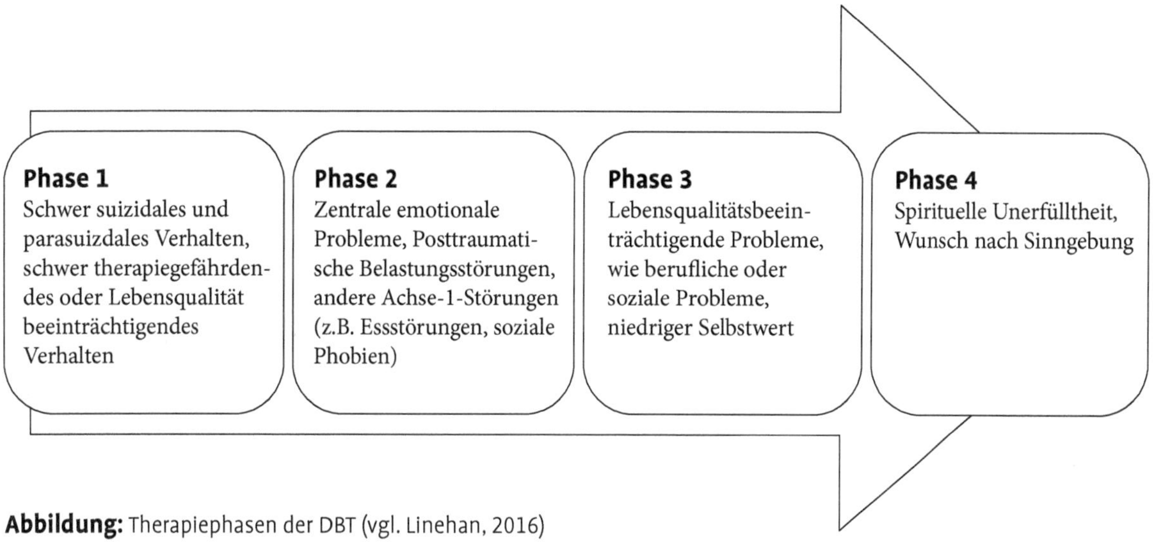

Abbildung: Therapiephasen der DBT (vgl. Linehan, 2016)

Im klinischen Alltag wird die vierte Phase der DBT außer Acht gelassen, da es sich um keine Krankenbehandlung im eigentlichen Sinne mehr handelt. Zur Abbildung der unterschiedlichen Behandlungsphasen wird das Modell um eine Phase 0 (Vorbereitungsphase) ergänzt, in welcher es um den Aufbau des Commitments, die Anamnese sowie die diagnostische Einordnung der Patient:innen geht und psychoedukative Elemente Anwendung finden.

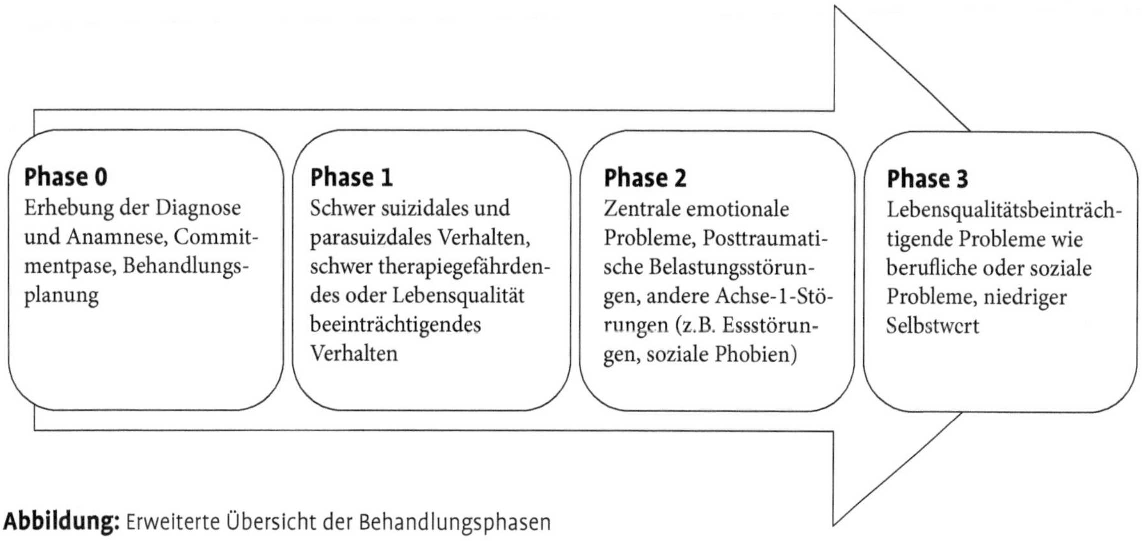

Abbildung: Erweiterte Übersicht der Behandlungsphasen

INFO 16 • E

Vorbereitungsphase

Für die Behandlungsphase 0 (Vorbereitungsphase) sollten etwa 3 bis 8 Sitzungen veranschlagt werden. Sie kann verkürzt werden, wenn Patient:innen in einem vorangegangenen stationären Aufenthalt bereits ausführlich diagnostiziert und über die Besonderheiten der DBT aufgeklärt wurden. Im Rahmen einer ambulanten Psychotherapie finden diese Sitzungen üblicherweise als Sprechstunden oder probatorische Sitzungen statt.

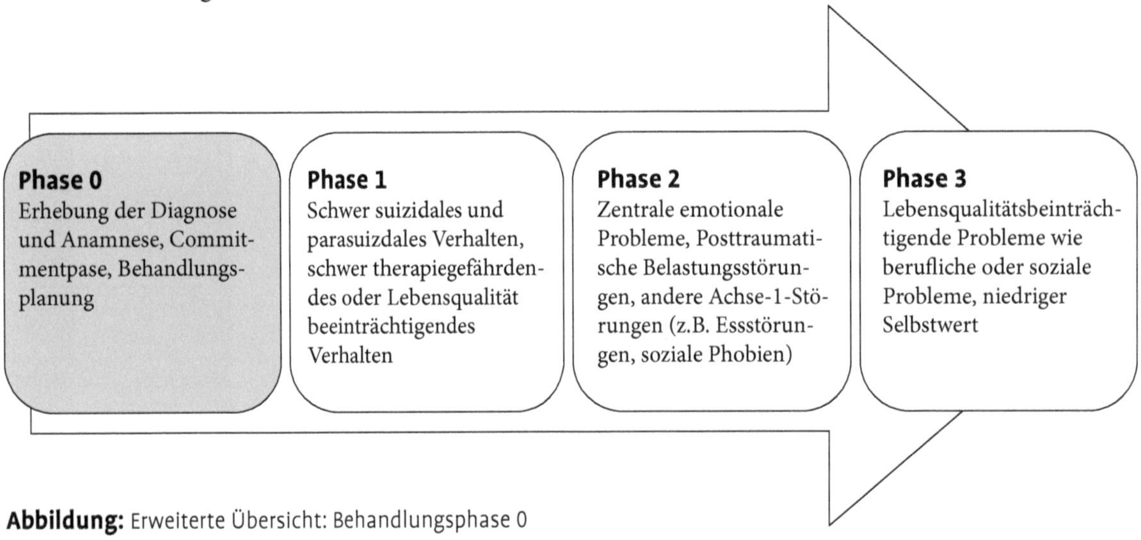

Abbildung: Erweiterte Übersicht: Behandlungsphase 0

Diagnostik

In der Behandlungsphase 0 kann zunächst eine standardisierte Diagnostik mit geeigneten Instrumenten erfolgen, z. B.

- das Strukturierte Klinische Interview für DSM-5®-Persönlichkeitsstörungen (SCID-5-PD; First et al., 2015),
- die International Personality Disorder Examination (IPDE; Loranger & Mombour, 1996) zur Exploration von Persönlichkeitsstörungen,
- das Strukturierte Klinische Interview für DSM-5®-Störungen – Klinische Version (SCID-5-CV; First et al., 2016) zur Erfassung der Komorbiditäten auf Achse-1.

Zur Erhebung der Ausprägung des Schweregrads der Borderline-Störung oder zur Verlaufsmessung kann die BSL (Borderline Symptom Liste; Bohus et al., 2001) verwendet werden. Zur Verhaltensdiagnostik werden Verhaltensanalysen zu den wichtigsten dysfunktionalen Emotionsregulationsstrategien erstellt.

Anamnese

Die Erhebung der Anamnese sollte unter besonderer Berücksichtigung der DBT-Hierarchisierung erfolgen (s. AB 4 »Hilfestellung zur Hierarchisierung der Anamnese«). Besonders gefährliche oder lebensbedrohliche Verhaltensweisen sollten zuerst exploriert werden, im Anschluss daran Verhaltensweisen oder Symptome, die die Aufrechterhaltung der Behandlung gefährden könnten, gefolgt von der Erhebung von Problembereichen der Behandlungsphase 2 bis 3.

Vorbereitungsphase

Informationsvermittlung über das Störungsbild und die Behandlung
Im Rahmen der Behandlungsphase 0 erhält die/der Patient:in neben der Rückmeldung der diagnostischen Ergebnisse und Aufklärung über komorbide Erkrankungen vertiefte Informationen über die Besonderheiten und Ätiologie der Borderline-Persönlichkeitsstörung. Es empfiehlt sich hierbei, das biosoziale Modell mit den anamnestischen Informationen der/des Patient:in zu ergänzen. Die wichtigsten Grundlagen der DBT, z. B. zum Umgang mit selbstverletzendem Verhalten, die Angebote von Notfallkontakten in Krisen oder einem Fertigkeitentraining, werden ebenfalls in der Behandlungsphase 0 vorgestellt und Fragen dazu geklärt.

Commitment zum Therapievertrag und zu den Behandlungszielen
Das Commitment zum Eingehen des Behandlungsvertrags für einen gemeinsam definierten Zeitabschnitt wird an dieser Stelle eingeholt. Das Augenmerk sollte insbesondere auf den Umgang mit hochrangigem Problemverhalten (z. B. Suizidversuche) gelegt werden. Es sollten konkrete Konsequenzen beim Auftreten dieser Verhaltensweisen benannt werden. Insbesondere die Ziele der zweiten Behandlungsphase werden an langfristige Ziele und übergeordnete Werte der/des Patient:in geknüpft. So könnte z. B. die Arbeit an der Reduktion sozialer Ängste mit dem übergeordneten Ziel einer Ausbildung in einem Beruf, welcher einer tierlieben Patientin die Arbeit mit Tieren ermöglicht, verbunden werden.

AB 4 • R

Hilfestellung zur Hierarchisierung der Anamnese

Gibt es lebensgefährliche Verhaltensweisen? Gab es frühere Suizidversuche? Gibt es Hinweise auf frühere oder aktuelle fremdgefährdende Verhaltensweisen? Besteht selbstschädigendes Verhalten, seit wann und wie häufig wird dieses eingesetzt?

....

....

....

....

Bestehen Verhaltensweisen, welche die Aufrechterhaltung der Therapie gefährden könnten? Gab es in der Vorgeschichte Therapieabbrüche? Gibt es komorbide Erkrankungen (z. B. eine Suchterkrankung oder schwere Depressivität), die eine regelmäßige und nachhaltige Teilnahme behindern könnten?

....

....

....

....

Gibt es emotionale Probleme, die in der Behandlung Berücksichtigung finden sollten? Seit wann bestehen diese? Gibt es Hinweise auf traumatisierende Erlebnisse?

....

....

....

....

Bestehen soziale Probleme, welche die Lebensqualität der/des Patient:in erheblich reduzieren? Gab es besondere Belastungsfaktoren in der Sozialanamnese?

....

....

....

....

INFO 17 • E

Behandlungsphase 1

Die Behandlungsphase 1 beginnt mit Unterschrift des Behandlungsvertrags. Sie dauert in der Regel zwischen einem halben Jahr und einem Jahr, in Ausnahmefällen (bei multiplen schwerwiegenden Verhaltenskontrollproblemen) kann sie auch bis zu zwei Jahre dauern. Im Sinne der ambulanten verhaltenstherapeutischen Kontingente findet dieser Behandlungsabschnitt in den 24 Sitzungen einer Kurzzeittherapie oder im Rahmen der ersten Hälfte einer sich anschließenden Langzeittherapie statt.

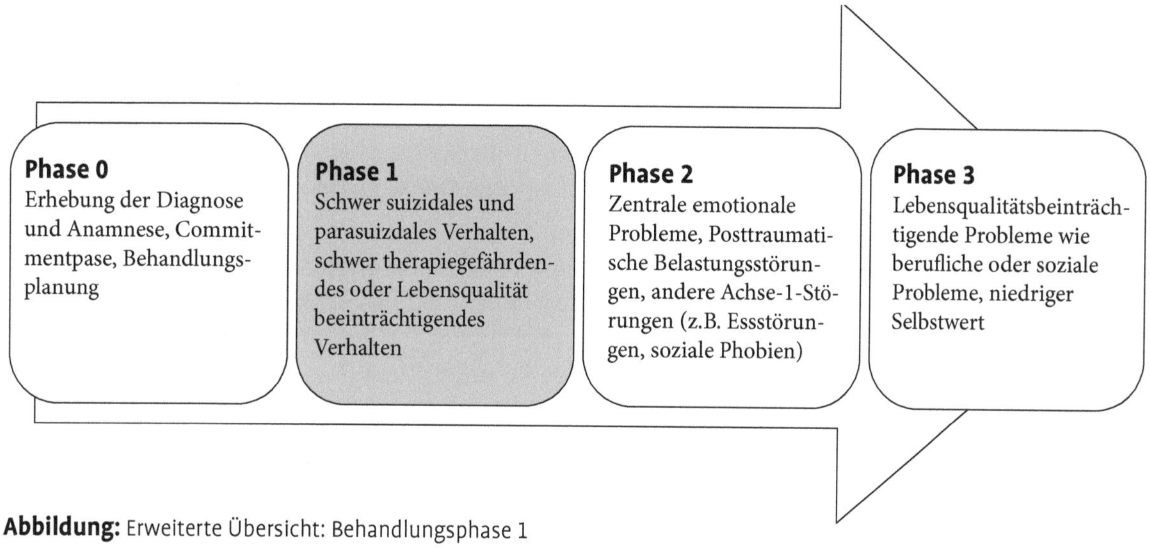

Abbildung: Erweiterte Übersicht: Behandlungsphase 1

Einführung der zusätzlichen Behandlungselemente

In der ersten Behandlungsphase sollte die Anbindung der/des Patient:in an eine ambulante Skillsgruppe erfolgen. In der Regel wird ein gesonderter Vertrag, der die Bedingungen zur Gruppenteilnahme beinhaltet, durch die/den Gruppentherapeut:in eingeführt und mit der/dem Patient:in abgeschlossen. Besteht diese Möglichkeit nicht, sollten geeignete Alternativen besprochen werden (z. B. Einzelskillstraining, störungsspezifische stationäre Behandlung zum Skillserwerb). Das Notfallcoaching per Telefon wird eingeführt und mögliche Schwierigkeiten bei der Nutzung werden besprochen. Es kann hilfreich sein, dies mit der/dem Patient:in zu üben, also zunächst geplante Anrufe außerhalb der Sitzungen zu vereinbaren. Am häufigsten berichten Patient:innen über Sorgen, Behandelnde mit einem Problem zu »stören«, welches als nicht wichtig genug erachtet werden könnte. Es sollte mehr als deutlich markiert werden, dass das Einholen von Hilfestellungen zur Verhinderung von Rückfällen ein gewünschtes Verhalten darstellt. Wird ein DBT-Team besucht, werden Patient:innen zu Beginn der Behandlungsphase 1 mithilfe von Fallvignetten kurz vorgestellt und ab dann im Rahmen der Teamsitzungen mitbesprochen. Auch eine persönliche Vorstellung dieser im DBT-Team ist möglich.

Einführung des Wochenprotokolls (Diary Card)

Zu Beginn der Behandlungsphase 1 findet die Einführung und Anpassung der Diary Card statt. Sie dient der Selbstbeobachtung der/des Patient:in und stellt die Grundlage der Einzelsitzungen dar. Es werden sämtliche für die Behandlung relevanten Inhalte dokumentiert. Da im Rahmen der ersten Behandlungsphase insbesondere schwerwiegende Problembereiche fokussiert werden, sollten sich diese auf der Diary Card wiederfinden. Es ist wichtig, auch Verhaltensfortschritte zu dokumentieren, um eine zu starke Defizitorientierung zu vermeiden und Patient:innen nicht zu demotivieren.

Arbeit an den Zielen der Behandlungsphase 1

Die Struktur der Einzelsitzung richtet sich nach den Eintragungen der/des Patient:in auf der Diary Card. Sind schwerwiegende Verhaltenskontrollprobleme im Vorfeld der Sitzung aufgetreten und in der Diary Card dokumentiert, werden diese im Rahmen einer Verhaltensanalyse in der betreffenden Sitzung besprochen. Eine Lösungsanalyse wird gemeinsam erstellt. Erst wenn keine schwerwiegenden Verhaltenskontrollprobleme mehr auftreten, wird der Übergang in die zweite Therapiephase informell begonnen. Eine klare Kennzeichnung des »Übertritts« in die zweite Therapiephase kann hilfreich sein, wenn zu diesem Zeitpunkt bestimmte störungsspezifische therapeutische Methoden (z. B. eine Traumaexposition) eingeführt werden sollen (vgl. Stiglmayr & Gunia, 2017). Durch die dynamische Strukturierung der Sitzung wenden Behandelnde implizit ein Kontingenzmanagement an. Werden dysfunktionale, hierarchisch höher geordnete Verhaltensweisen wie schwere Selbstverletzungen gezeigt, werden nur diese innerhalb der Sitzung besprochen.

Patient:innen werden für Fortschritte belohnt, indem in einer Sitzung ohne vorangegangenes problematisches Verhalten Inhalte thematisiert werden können, die für sie meist angenehmer sind als das wiederholte Durchführen von Verhaltensanalysen. Dennoch sollten Verhaltensanalysen nicht als »Strafe« eingeführt werden, denn sie liefern Therapeut:in und Patient:in wertvolle Informationen zur Optimierung der Verhaltenskontrolle. Ziel der Behandlungsphase 1 ist das Erlernen neuer, funktionaler Strategien und ein schrittweises Ablegen alter, langfristig ungünstiger Strategien zur Emotionsregulation (z. B. Selbstverletzungen oder Wutausbrüche).

Definition • Funktionale Strategien: Skills

Als funktionale Strategien (Fertigkeiten/Skills) werden in der DBT kognitive, emotionale und handlungsbezogene Reaktionen verstanden, die sowohl kurz- als auch langfristig zu einem Maximum an positiven und einem Minimum an negativen Ergebnissen führen (Bohus & Wolf, 2009).

Zu Beginn der Behandlung werden zunächst vorrangig Skills zur Erhöhung der Stresstoleranz eingeübt. Eine geeignete Übersicht findet man bei Bohus und Wolf (2009).

Arbeit mit der Diary Card in Behandlungsphase 1

Die Diary Card stellt das tägliche Selbstbeobachtungsinstrument der Patient:innen dar. Sie verzeichnen auf dieser problematische sowie zielrelevante Verhaltensweisen und -impulse. Zu Beginn jeder Sitzung wird die Diary Card ausgewertet. Anhand der Eintragungen in dieser gestaltet sich die Struktur der Sitzung. Nachfolgend sehen Sie die Diary Card einer Beispielpatientin in der ersten Behandlungsphase, anhand dieser wird das Vorgehen exemplarisch dargestellt. Vorlagen für Diary Cards finden sich z. B. bei Bohus und Wolf (2009) oder Stiglmayr und Gunia (2017).

Arbeit mit der Diary Card

Tag	Suizidale Ideen	Selbstverletzung		Not/Elend	Spezielles Problemverhalten				Verhaltensziele				Ereignisse des Tages	
	(0–5)	Drang (0–5)	Handlung (J/N)	(0–5)	Wutausbruch Drang (0-5)	Wutausbruch Handlung (J/N)	Meidung Drang (0-5)	Meidung Handlung (J/N)	Geplanten Aktivitäten nachgegangen Versuch (0-5)	Geplanten Aktivitäten nachgegangen Erfolg (J/N)	Skills geübt Versuch (0-5)	Skills geübt Erfolg (J/N)	☺	☹
Mo	3	2-3	N	3-4	2	N	5	J	3	N	2	N	Freund	Anruf
Di	1	0	N	2	0	N	2	N	4	J	3	J	Kino	-
Mi	2-3	4	N	5	4	N	4	J	2	N	3	N	-	Mutter
Do	0	0	N	1	0	N	1	N	5	J	4	J	Lob	-
Fr	2	2	N	2	1	N	3	J	2	N	3	J	Sonne	Brief
Sa	1	1	N	0	0	N	0	N	5	J	5	J	Treffen	-
So	3	5	J	5	5	J	0	N	0	N	1	N	-	Streit

Suizidale Ideen: 0=keine, 1=kaum, 2=mäßig, 3=drängend, 4=sehr drängend, 5=will sterben; Drang: 0=kein, 1=kaum, 2=mäßig, 3=starker **Drang,** 4=sehr starker Drang, 5=nicht kontrollierbar; **Not/Elend:** 0=kein, 1=kaum, 2=mäßig, 3=stark, 4=sehr stark, 5=extrem stark; **Versuch:** 0=nicht versucht, 1=dran gedacht, aber nicht umgesetzt, 2=halbherzig versucht, 3=mit mittlerer Motivation versucht, 4=beherzt versucht, 5=sehr beherzt versucht (alles gegeben), ☺=angenehme Ereignisse, ☹=unangenehme Ereignisse

Arbeit mit der Diary Card in Behandlungsphase 1

Bei der Arbeit mit der Diary Card konzentrieren sich Therapeut:innen zunächst darauf, das hierarchisch höchste problematische Verhaltensmuster zu identifizieren. In diesem Beispiel wäre dies im gestrichelten Bereich abgebildet: Es kam vor dem Hintergrund eines nicht kontrollierbaren Drangs zu selbstverletzendem Verhalten und speziellem Problemverhalten (Wutausbruch). Als unangenehmes Ereignis des Tages wird ein Streit angeführt. Um die Skillsanwendung zu verbessern und konkrete Auslöser zu identifizieren, ist die Durchführung einer Verhaltensanalyse der hochrangigste Punkt der Sitzungsagenda. Gleichzeitig sollte der gepunktete Bereich nicht außer Acht gelassen werden, zeigt er doch, dass es in einer anderen Situation möglich war, auf die dysfunktionalen Strategien zu verzichten. Dies sollte unbedingt markiert werden und im Sinne einer informellen positiven Verhaltensanalyse beachtet und die unbewusste Skillsanwendung der Patientin markiert werden.

Fortschritte markieren

T: Super, Mittwoch haben Sie es geschafft, keinen Wutausbruch zu haben und sich nicht selbst zu verletzen! Und das trotz eines Konflikts mit Ihrer Mutter!

P: Ja, schon, dafür habe ich es Sonntag richtig vermasselt ...

T: Darüber sprechen wir gleich in Ruhe. Trotzdem ist es mir wichtig zu verstehen, wie Sie es Mittwoch geschafft haben. Wissen Sie noch, was Sie gemacht haben, als Sie so richtig unter Druck standen?

P: Naja, eigentlich habe ich nur erstmal eine geraucht und bin dabei eine Runde um den Block gelaufen bevor ich nach Hause gegangen bin. Dann war ich ein bisschen ruhiger und bin Sven erstmal aus dem Weg gegangen, um ihn nicht wieder anzupampen.

T: Dann haben Sie ja richtig viele Skills auf einmal angewandt: Sie haben sich erst durch den Spaziergang abgelenkt und dann Pro und Contra im Kopf angewandt, d. h. sich die negativen Konsequenzen vor Augen geführt, die eintreten könnten, wenn Sie direkt mit Sven sprechen würden. Das Rauchen zählt leider nicht, da es Ihnen ja gesundheitlich langfristig schaden kann (lächelt).

P: Ja, ja, das sagen Sie immer (lächelt zaghaft). Mir hilft es trotzdem. Aber stimmt, so habe ich es gar nicht gesehen, es wäre mir gar nicht aufgefallen, dass ich Skills angewandt habe. Ist ja immerhin ein Anfang ...

T: Auf jeden Fall! Und jetzt schauen wir mal, was es am Sonntag verhindert hat, Skills einzusetzen, und wie es zukünftig besser gelingen kann.

Behandlungsphase 2

Die Behandlungsphase 2 beginnt meist in einem fließenden Übergang von Behandlungsphase 1. Das Einstellen des Problemverhaltens ermöglicht nach und nach mehr Sitzungen, in denen bereits an Zielen der zweiten Behandlungsphase gearbeitet werden kann. Oft ist es nicht nötig, sämtliches selbstschädigendes Verhalten einzustellen, bevor mit Behandlungsphase 2 begonnen werden kann. Oberflächliche vereinzelte Selbstverletzungen führen zu keinem generellen Umschwenken im Behandlungsverlauf und zur Rückkehr in Phase 1. Zeigt ein:e Patient:in jedoch schwer selbst- oder therapiegefährdendes Verhalten, müssen Therapeut:innen diesem erneut ihre Aufmerksamkeit zuwenden und an dem Wiederaufbau der Verhaltenskontrolle mit Strategien der ersten Behandlungsphase arbeiten. Behandlungsphase 2 dauert etwa ein bis zwei Jahre, je nach Schwergrad der zuvor zu behandelten Phase-1-Symptomatik. Meist findet diese im Rahmen einer Langzeittherapie statt.

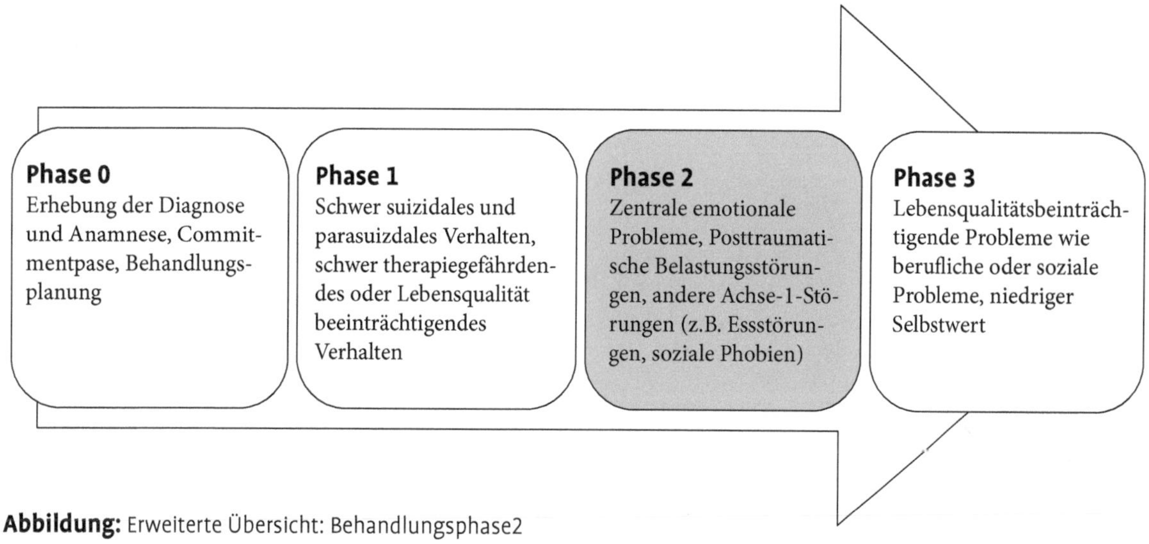

Abbildung: Erweiterte Übersicht: Behandlungsphase2

Arbeit an den Zielen der Behandlungsphase 2

Im Fokus der Behandlungsphase 2 stehen zentrale emotionale Probleme, z. B. die Bearbeitung von komorbiden psychischen Erkrankungen moderater Stärke, die nicht in der Behandlungsphase 1 behandelt werden müssen. Auch die emotionale Fehlregulation, die sich in einer komplizierten Trauerreaktion oder anhaltender innerer Leere niederschlagen kann, sowie der dysfunktionale Umgang mit als sehr aversiv erlebten Emotionen wie Neid oder Eifersucht, können in dieser Phase behandelt werden (vgl. Linehan, 2016). Zur Behandlung komorbider psychischer Erkrankungen im Rahmen einer DBT stehen teilweise vertiefte Konzepte zur Verfügung (z. B. DBT-PTBS zur Behandlung einer komorbiden Posttraumatischen Belastungsstörung; Bohus et al., 2011). Zur Behandlung anderer komorbider psychischer Störungen empfiehlt sich der Einbezug anderer störungsspezifischer Therapiemanuale. Die Hierarchisierung der Themen erfolgt je nach Belastungsgrad. Die Diary Card kann weitergeführt und modifiziert werden oder es werden andere Protokolle, die z. B. Expositionen dokumentieren, verwendet.

Behandlungsphase 3

Behandlungsphase 3 beginnt nach ausreichender Bearbeitung der komorbiden psychiatrischen Erkrankungen im Rahmen einer ambulanten Langzeittherapie. Patient:innen sind zu diesem Zeitpunkt nicht vollends geheilt, sollten aber in der Lage sein, z. B. störungsimmanentes Vermeidungsverhalten deutlich reduzieren zu können und ein geringeres Ausmaß an Leidensdruck durch komorbide Erkrankungen aufzuweisen. Bei einer Vielzahl von Komorbiditäten und einer schweren Ausprägung der Verhaltenskontrollprobleme sind oft die ambulanten Kontingente erschöpft, wenn diese Phase erreicht ist. Ein Ausschleichen der Sitzungen zur ausführlichen Rezidivprophylaxe und eine Wiederaufnahme der Behandlung können in diesen Fällen sinnvoll sein, um Behandlungsphase 3 befriedigend bearbeiten zu können. Eine Wiederaufnahme kann im Sinne eines Kontingenzmanagements gut an die Aufrechterhaltung der Verhaltenskontrolle geknüpft werden.

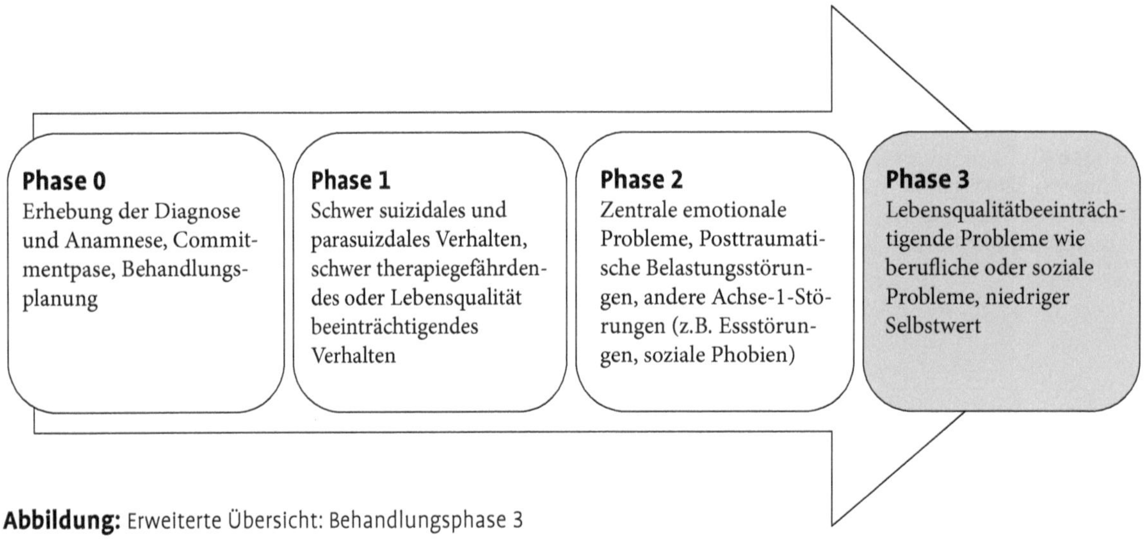

Abbildung: Erweiterte Übersicht: Behandlungsphase 3

Arbeit an den Zielen der Behandlungsphase 3

Patient:innen sollen nun darin unterstützt werden, Probleme der Lebensführung zu bearbeiten, ihren Selbstwert zu stärken und ein Gefühl der Zugehörigkeit zu entwickeln. Lange Zeit gab es keine ausgearbeiteten Konzepte für die Anwendung der DBT in Behandlungsphase 3.

Ein vielversprechender Ansatz wurde durch Comtois und Mitarbeiter:innen in Seattle entwickelt. In dem unveröffentlichten Manual DBT-ACES (Accepting the Challenges of Employment and Self-Sufficiency; Comtois et al., 2010; Höschel et al., 2011) werden Strategien vermittelt, die den Patient:innen helfen sollen, eine vom Versorgungssystem unabhängige Lebensführung entsprechend der eigenen Werte aufzubauen. In Behandlungsphase 3 können auch gut andere therapeutische Methoden, z. B. der Akzeptanz- und Commitmenttherapie (ACT; Eifert, 2011), der Compassion Focused Therapy (CFT; Gilbert, 2010) oder der Mindful Self-Compassion (MSC; Neff & Germer, 2019) integriert werden. Um den Selbstwert zu stärken, wurde das Gruppentherapiemodul Steigerung des Selbstwerts (Jacob et al, 2006) entwickelt. Es kann gut im Rahmen der Einzeltherapie genutzt werden, um an dysfunktionalen Grundannahmen zu arbeiten, die bei einer Borderline-Persönlichkeitsstörung oft sehr hartnäckig sind. Die Behandlungsphase 3 stellt den Abschluss der DBT-Behandlung dar. Daher steht nun neben der Bearbeitung lebensqualitätbeeinträchtigender Bereiche auch die Beendigung der Behandlung im Fokus.

Behandlungsphase 3

Wichtig • Vorbereitung des Therapieendes

Linehan (1993) empfiehlt die rechtzeitige Vorbereitung des Therapieendes: Bei einer einjährigen Behandlungsdauer sollte das Ende der Behandlung spätestens 3 Monate vor Abschluss des Jahres aktiv durch Therapeut:in und Patient:in geplant werden. Als Faustregel gilt, dass ein Drittel der Therapie zum behutsamen Lösen der therapeutischen Beziehung verwendet werden sollte.

Es empfiehlt sich nicht nur, die Sitzungen gegen Ende der Behandlung »auszuschleichen«, sondern auch sich selbst als Therapeut:in in der Rolle der oft wichtigsten Vertrauensperson. Es sollte unbedingt verstärkt werden, dass sich Patient:innen angemessen hilfesuchend bei Alltagsproblemen an andere Personen wenden und diesen vermehrt Vertrauen schenken. Eine konkrete Planung der letzten Sitzung und ein Abschlussritual kann vielen Patient:innen helfen, die mit dem Therapieende einhergehende emotionale Belastung zu reduzieren. Kleine symbolhafte Geschenke, z. B. eine Postkarte mit einer Zusammenfassung der Fortschritte im Verlauf der Behandlung oder ein Duftöl, welches als Skill eingesetzt werden kann, können Patient:innen auch in schwierigen Zeiten nach Therapieende an die vertrauensvolle therapeutische Beziehung sowie die Anwendung der erlernten Fertigkeiten erinnern.

Exemplarischer DBT-Behandlungsverlauf

Fallbeschreibung: Frau W., Borderline-Patientin

Frau W. ist zum Zeitpunkt der Therapieaufnahme 21 Jahre alt. Sie hat noch nie zuvor ambulante Psychotherapie in Anspruch genommen, befindet sich aber in regelmäßiger ambulanter psychiatrischer Behandlung und wird mit einem Antidepressivum pharmakologisch behandelt. Sie war bereits dreimal in ihrer Jugend in stationärer Behandlung in einer Kinder- und Jugendpsychiatrie. Von den Behandlungen habe sie »gar nicht« profitiert. Sie wurde immer akut aufgenommen, meist weil sie starke Suizidgedanken geäußert hat. Die Verweildauer lag zwischen 4 Tagen und 4 Wochen, eine nachfolgende stationäre Psychotherapie hat sie immer abgelehnt. Sie hat noch nie einen Suizidversuch unternommen, berichtet aber anhaltende Suizidgedanken. Diese kommen meist im Rahmen von Konflikten mit ihrem Partner zum Tragen. In diesem Zusammenhang erlebt sie zudem starke Wutausbrüche, innerhalb derer sie ihren Partner beschimpft, schubst oder droht, sich selbst etwas anzutun. Auch außerhalb der Konflikte erlebt sie Phasen ausgeprägter Anspannung, in denen sie sich tiefe Schnitte an den Unterarmen zufügt oder sich mit Zigaretten verbrennt, um sich zu beruhigen. Sie berichtet von ausgeprägten sozialen Ängsten, sie hat z. B. Schwierigkeiten damit, Telefonate zu führen oder sich in neue Gruppen zu integrieren. Sie befürchtet dann, sich zu verhaspeln, zu blamieren oder von anderen nicht gemocht zu werden. In der Schulzeit hat sie eine Zeitlang Mobbing erlebt, dies habe das Ganze noch verschlimmert. Sie hat die Schule nach der 10. Klasse ohne qualifizierenden Abschluss verlassen und hangelt sich seitdem von Nebenjob zu Nebenjob. Eine Ausbildung hat sie nicht abgeschlossen, das Problem sei, dass sie es nicht schaffe, etwas »durchzuziehen«. Ihr Traum sei es, mit Tieren zu arbeiten. Zu ihrer Primärfamilie besteht ein angespanntes Verhältnis, mit ihrer Mutter gebe es immer nur Krach, der Vater hat die Familie verlassen, als sie drei Jahre alt war. Zu ihm hat sie gar keinen Kontakt. Sie lebt mit ihrem Partner zusammen, außerhalb der Konflikte sei er ihr »Fels in der Brandung«.

Vorbereitungsphase

Es wurde zunächst eine ausführliche Diagnostik mit geeigneten Instrumenten durchgeführt. Frau W. erfüllt die Diagnosen einer Emotional-instabilen Persönlichkeitsstörung vom Borderline-Typus (ICD-10: F60.31), einer Rezivierenden depressiven Störung, ggw. mittelgradigen Episode (ICD-10: F33.1) und der Sozialen Phobien (ICD-10: F40.1). Verhaltensanalysen wurden zu einem Wutausbruch mit körperlicher Gewalt gegenüber ihrem Partner und zu selbstverletzendem Verhalten erstellt. Die Anamneseerhebung erfolgte unter den Gesichtspunkten der DBT-Hierarchisierung:

(1) Suizidandrohungen und wiederkehrende Suizidgedanken in emotionalen Krisen. Keine bisherigen Suizidversuche. Fremdgefährdende Verhaltensweisen wie das Beschimpfen und körperliche Gewalt in Form von Schubsen gegenüber dem Partner. Dazu komme es etwa einmal pro Woche. Selbstschädigende Verhaltensweisen wie Selbstverletzungen seit dem 13. Lebensjahr durch Zufügen von tiefen, versorgungsbedürftigen Schnittverletzungen oder Brandwunden durch Zigaretten an der Innenseite des Unterarms. Das selbstverletzende Verhalten trat früher gehäuft bis hin zu täglich auf, aktuell nur noch 2- bis 3-mal pro Monat.

(2) Therapieabbrüche werden im Zusammenhang mit den stationären Aufenthalten berichtet. Wiederkehrend werden depressive Phasen beschrieben, in denen die Patientin Schwierigkeiten hat, aufzustehen und Verpflichtungen nachzukommen. Die sozialen Ängste behindern sie beim Führen von Telefonaten, dies könnte mit der Inanspruchnahme des Telefoncoachings interferieren. Auch traue sie sich manchmal nicht, offen über Dinge Auskunft zu geben, da sie befürchte, abgelehnt zu werden.

(3) Die sozialen Ängste und die damit verbundenen Schwierigkeiten in der Regulation von Scham werden bereits seit der Kindheit beschrieben. In der 9. Klasse sei sie ein halbes Schuljahr deutlich ausgegrenzt worden, dies habe die bestehenden Ängste noch deutlich verschärft. Das Verhältnis zu ihrer Mutter sei massiv angespannt, sie berichtet verschiedene Beispiele invalidierenden Verhaltens der Mutter. In ihrem 8. Lebensjahr habe ihre Mutter einen gewalttätigen Partner gehabt, sie habe in einer Nacht- und Nebelaktion mit ihrer Mutter das Haus verlassen müssen und beide seien eine Zeitlang im Frauenhaus gewesen.

(4) Nach ihrem Schulabgang nach Klasse 10 habe sie immer wieder depressive Phasen erlebt, sie bringt dies in Zusammenhang mit den beruflichen Fehlschlägen. So sei sie bei Nebenjobs häufig gekündigt worden, da sie sich zu oft krankgemeldet habe. Eine Ausbildung zur Tierarzthelferin habe sie aus Überforderung abgebrochen. Vor ihrem jetzigen Partner sei sie oft mit »Idioten« liiert gewesen, diese hätten sie auch betrogen oder z. B. wegen ihres Äußeren kritisiert. Mit ihrem jetzigen Partner verstehe sie sich »eigentlich« sehr gut, nur ihre Impulsivität innerhalb der Konflikte belaste die Partnerschaft.

Frau W. wurde mithilfe des biosozialen Modells über ihr Störungsbild aufgeklärt und das Commitment zur Arbeit an den Therapiezielen wurde vertieft. Die Therapieziele der ersten Behandlungsphase lauteten:

(1) Aufbau von Verhaltenskontrolle über Suizidandrohungen, suizidale Impulse und selbstverletzende Verhaltensweisen
(2) Reduktion von fremdgefährdenden Verhaltensweisen (Wutausbrüche mit gewalttätigen Übergriffen)
(3) Abbau von therapiegefährdendem Verhalten wie stimmungsabhängiger Meidung von Therapie oder Nichtinanspruchnahme von Notfallberatung

Es wurde besonders auf die Punkte Suizidandrohungen, gewalttätige Übergriffe gegenüber dem Partner, selbstverletzendes Verhalten und das Vermeiden von Therapie im Rahmen emotionaler Krisen eingegangen und Konsequenzen beim Auftreten dieser Verhaltensweisen benannt.

Behandlungsphase 1

Zu Beginn der ersten Behandlungsphase wurden die zusätzlichen Behandlungselemente eingeführt: Frau W. besuchte über ein halbes Jahr eine ambulante Skillsgruppe, die durch die Institutsambulanz einer psychiatrischen Klinik angeboten wurde. Das Notfallcoaching wurde mit ihr zu Beginn der ersten Behandlungsphase eingeübt, da sie aufgrund ihrer sozialen Ängste starke Vermeidungstendenzen berichtete. Im Rahmen des DBT-Teams wurde sie mithilfe einer Fallvignette vorgestellt. Um ein rasches Einstellen hochrangiger Verhaltenskontrollprobleme zu ermöglichen wurde der Fokus zunächst auf das Erlernen von Skills zur Erhöhung der Stresstoleranz gelegt. So lernte Frau W. z. B. zunächst die Einschätzung ihrer Anspannung über Spannungsprotokolle und übte bei niedriger Anspannung Strategien ein, die über starke Körperempfindungen (z. B. eine kalte Dusche nehmen) eine Ablenkung und Absenkung hoher Anspannung ermöglichten. Dies half ihr, sich bei hoher Anspannung nicht über Wutausbrüche gegenüber dem Partner zu entlasten, sondern erst ihre Anspannung zu senken, bis ein ruhigeres Gespräch mit ihm möglich war. Rasch wurden auch Fertigkeiten zur Verbesserung der Emotionsregulation oder zur Erhöhung zwischenmenschlicher Fertigkeiten vermittelt, um den Auslösern der erhöhten Anspannung begegnen zu können und nicht nur Ablenkung zu implementieren. Mithilfe dieser Strategien gelang es nach etwa einem halben Jahr, die impulsiven Wutausbrüche und das selbstverletzende Verhalten durch gemäßigte Reaktionen zu ersetzen. Der Partner wurde in die Behandlung miteinbezogen und es wurde besprochen, in welcher Form eine Unterstützung der Patientin bei der Skills-Anwendung möglich sein könnte. Ein Kontingenzmanagement zur Wiedergutmachung bei verbalen Entgleisungen und körperlichen Angriffen wurde besprochen, auch wurden der Patientin realistische Konsequenzen benannt (Trennung durch den Partner), sollte dieser zu der Einsicht kommen, sie arbeite nicht engagiert am Einstellen des problematischen Verhaltens. Die Suizidandrohungen fanden ausschließlich im Rahmen der Wutausbrüche statt; Suizidgedanken, die meist nach den Konflikten auftraten, standen in Zusammenhang mit Scham und Selbstabwertungen und zogen keine Suizidplanungen nach sich. Eine stationäre Akutaufnahme aufgrund unkontrollierbarer Suizidalität war zu keinem Zeitpunkt notwendig, der Therapievertrag konnte von der Patientin eingehalten werden. Im Verlauf gelang es Frau W., zunehmend frühzeitig und angemessen Ärger auszudrücken oder Kritik zu äußern und nicht alles in sich »hineinzufressen«. Oft zeigten sich beim Erheben der Kettenanalysen durchaus nachvollziehbare Auslöser für Ärger, nur waren diese entweder in anderen Kontexten (z. B. im Umgang mit der Mutter) oder bereits Tage vorher aufgetreten. Auch lernte sie bereits zu diesem Zeitpunkt, mehr beziehungsfördernde Verhaltensweisen anzuwenden, um ihr beziehungsschädigendes Verhalten auszugleichen. Eine erste Arbeit an Zielen der Behandlungsphase 2 wurde früh informell durch das Einüben der Notfallkontakte begonnen, welches aufgrund der sozialen Ängste der Patientin bereits die Funktion einer Exposition besaß. Die Bearbeitung der Depressivität erfolgte rudimentär über den Aufbau von geplanten Aktivitäten. Dies wurde als Verhaltensziel eingeführt und über die Diary Card beobachtet. Eine stärkere Fokussierung war zu diesem Zeitpunkt der Behandlung nicht notwendig. Wäre die Depressivität von Frau W. so stark ausgeprägt gewesen, dass sie das regelmäßige Erscheinen zu Einzel- oder Gruppensitzungen erschwert hätte, wäre es gemäß der dynamischen Behandlungsstruktur bereits in der ersten Phase verstärkt bearbeitet worden.

Behandlungsphase 2

Bei Frau W. stand die Bearbeitung der komorbiden Sozialen Phobie sowie der rezidivierenden Depression im Fokus der Behandlungsphase 2. Zur Bearbeitung der Sozialen Phobie wurde das therapeutische Vorgehen an das Behandlungsmanual von Stagnier et al. (2009) zur Psychoedukation, zur Vorbereitung von Verhaltensexperimenten und Reduktion von Vermeidungs- und Sicherheitsverhalten angepasst. Die depressive Symptomatik verbesserte sich kleinschrittig durch den fortgeführten Aktivitätsaufbau und das Erleben von Zuversicht über erste Fortschritte der Behandlung. Günstig wirkte sich auch die Aufnahme eines Minijobs in einer Tierhandlung auf die depressive Symptomatik aus. Traumatische Erlebnisse, die zwar keine PTBS bedingten, jedoch z. B. Verlustängste im Rahmen der Partnerschaft oder Ängste im Umgang mit bestimmten Männertypen förderten, wurden vertieft besprochen. Insbesondere wurden Situationen aus der Kindheit geschildert, innerhalb derer ihre körperliche Unversehrtheit und die ihrer Mutter durch die gewalttätigen Übergriffe des Ex-Partners der Mutter gefährdet war. Die Technik des Diskriminationstrainings zur Unterscheidung vergangener bedrohlicher Situationen von aktuellen Situationen mit als unbegründet bedrohlich wahrgenommenen Triggern wurde anhand des Skills »Vorsicht Falle« (Bohus & Wolf, 2009) eingeführt. Hierbei werden Patient:innen angeleitet, in aktuellen Situationen, die z. B. durch ähnliche Stimuli an belastende frühere Erlebnisse erinnern und unpassende (= nicht hilfreiche) emotionale Reaktionen auslösen, eine konkrete Situationsunterscheidung durchzuführen (»Was ist jetzt alles anders als früher«?). So lernen diese nach und nach, gemäß der aktuellen Situation zu reagieren, nicht immer wieder in unflexible oft schädliche Verhaltensmuster abzurutschen und eine akkurate Situationsbewertung vorzunehmen. Die Anwendung desselbigen half Frau W. z. B. beim Ausüben ihres Minijobs im Umgang mit einem Kollegen, der sie an den Ex-Partner der Mutter erinnerte. Zur Verbesserung der Regulation starker Verlustängste im Rahmen der

Exemplarischer DBT-Behandlungsverlauf

Partnerschaft wurden bewusst Übungen vereinbart, die Verlustängste bei der Patientin auslösten (z. B. Unternehmungen des Partners ohne die Patientin) und sie wurde darin angeleitet, diese ohne Meidungsverhalten funktional zu regulieren. Die Diary Card wurde von der Patientin auf eigenen Wunsch weitergeführt. Ihr half es, frühzeitig den Drang nach problematischen Verhaltensweisen zu bemerken, und so rasch gegensteuern zu können. Die Verhaltensziele wurden zugunsten der Ziele Sozialen Aktivitäten nachgehen und Verhaltensexperimente durchführen (z. B. Smalltalk führen ohne Sicherheitsverhalten) angepasst. Deutlich zeichneten sich zu diesem Zeitpunkt der Behandlung (nach etwa einem Jahr ambulanter Therapie) trotz aller Fortschritte noch langanhaltende dysfunktionale Einstellungen ihrer eigenen Person gegenüber (»Ich habe es zu nichts gebracht und bin nichts wert«) und wenig selbstfürsorgliches Verhalten ab. So fiel es ihr z. B. schwer, sich bei körperlichen Erkrankungen auszukurieren, da sie dies an depressiogenes Rückzugsverhalten erinnerte. Sie verschleppte häufig körperliche Infekte und verzögerte die Genesung. Auch zeigte sich noch viel Scham im Umgang mit anderen Personen, so z. B. mit Freunden ihres Partners. Hier fühlte sie sich rasch ausgegrenzt oder aufgrund ihrer fehlenden beruflichen Perspektive negativ bewertet, auch wenn es ihr vermehrt gelang, sich nicht zurückzuziehen, sondern in der Gesellschaft zu verbleiben.

Behandlungsphase 3

Insbesondere die berufliche Stagnation führte bei Frau W. häufig zu deutlichen Selbstabwertungen und negativen Vergleichen mit Gleichaltrigen. Insgeheim war es ihr Wunsch, Tierärztin zu werden. Aufgrund der belasteten Vorerfahrungen mit der Schule, insbesondere durch die Erfahrungen sozialen Ausschlusses, traute sie sich jedoch ein Nachholen des Bildungsabschlusses, der für ein Studium notwendig wäre, lange Zeit nicht zu. In dieser Phase der Behandlung arbeitete sie mit ihrer Therapeutin vertieft an den dysfunktionalen Grundannahmen, die wahrgenommene Inkompetenz (»Ich bin zu blöd für die Schule«), gefühlte Andersartigkeit (»Ich passe nicht zu anderen Menschen«) und perfektionistische Einstellungen (»Ich darf keine Fehler machen, wenn ich die Schule nicht schaffe, ist das unerträglich«) abbildeten. Kleinschrittig wurden Übungen abgeleitet, wie Kontakt zu Abendschulen in der Umgebung aufzunehmen und Informationen über den Ablauf und die Aufnahmevoraussetzungen zu recherchieren. Nach etwa 1,5 Jahren der gesamten Behandlung startete sie mit der Aufnahme der Abendschule, was zunächst einen deutlichen Anstieg der sozialen Ängste und Angst vor Ostrazismus bedingte. Es wurden Verhaltensexperimente angeregt, um z. B. die Gruppenintegration oder die mündliche Beteiligung zu verbessern. Als günstig erwies sich, dass viele Mitschüler:innen ebenfalls keinen gradlinigen Ausbildungsweg beschritten hatten und Frau W. sich rasch gut sozial integriert und weniger »anders« als befürchtet fühlte. Zur Verbesserung der Selbstfürsorge wurden Übungen wie der wohlwollende Begleiter (in Anlehnung an Gilbert, 2010) implementiert. Diese halfen ihr, sich z. B. bei somatischen Erkrankungen vermehrt auszukurieren oder gütig mit sich umzugehen, wenn sie mit den Lerninhalten zu kämpfen hatte. Um die Patientin noch etwas länger in dieser Phase der Behandlung begleiten zu können, wurde die Therapie ausgeschlichen. Die Sitzungsfrequenz wurde deutlich verlängert, um das Ende der Behandlung weniger abrupt erscheinen zu lassen. Eine ausführliche Rezidivprophylaxe wurde durchgeführt und es wurden Kriterien für eine Wiederaufnahme der Behandlung, z. B. in Form einer Akutbehandlung (12 Sitzungen), besprochen. Dies könnte z. B. bei drastischen Veränderungen der Lebenssituation (Trennungen, Todesfälle) der Patientin oder zur Vorbereitung weiterer Lebensabschnitte (Aufnahme eines Studiums) hilfreich sein. Als Abschlussritual wurde der Patientin angeboten, die letzte Sitzung zu gestalten, woraufhin sie sich wünschte, ihre Fortschritte schriftlich zu fixieren, um diese in Momenten der Selbstzweifel präsent zu haben.

5 Wie gestalte ich die Therapiebeziehung in der DBT?

Viele Therapeut:innen befürchten, in der Therapie von Borderline-Patient:innen der defizitären Regulationsfähigkeit von Nähe und Distanz der Patient:innen schutzlos ausgeliefert zu sein. Ohne geeignete therapeutische Strategien laufen Therapeut:innen auch selbst Gefahr, die therapeutische Beziehung zu den Patient:innen entweder zu verstrickt oder zu distanziert zu gestalten. Häufige Therapieabbrüche oder ein Ausbrennen im therapeutischen Prozess wären die Folge eines unreflektierten Reagierens auf die Beziehungsgestaltung der Patient:innen. Auch können dysfunktionale Strategien von Patient:innen, z. B. aktive Passivität (der Tendenz zu passiven Problemlösefertigkeiten), ungünstige und ausufernde Hilfsangebote von Therapeut:innen hervorrufen. Um dieser Problematik vorzubeugen, betont die DBT eine ausbalancierte Anwendung geeigneter Strategien zur Gestaltung der therapeutischen Beziehung, die Ihnen durch die Informationsmaterialien in diesem Kapitel nähergebracht werden.

Erläuterung der Materialien dieses Kapitels

INFO 22 Die Dialektik der Therapiebeziehung in der DBT
Grundlegende Aspekte der Dialektik der DBT in der therapeutischen Beziehung werden vorgestellt. Es werden Beispiele gegeben, um die Balance zwischen Akzeptanz und Veränderung, zwischen Stabilität und Flexibilität sowie Unterstützung und Herausforderung im Therapieprozess zu verdeutlichen.

INFO 23 Metaphern der therapeutischen Beziehung in der DBT
Die beiden anschaulichsten Metaphern (Tanz und Wippe) zur Verdeutlichung der therapeutischen Haltung werden dargestellt. Ein Beispieldialog verdeutlicht die Anwendung einer dialektischen Haltung im Umgang mit anhaltenden Selbstabwertungen einer Patientin.

AB 5 Selbstreflexion: Tanz und Wippe anwenden
Eine Selbstreflexion zum Umgang mit herausfordernden therapeutischen Situationen und Anwendung der dialektischen therapeutischen Haltung an eigenen aktuellen therapeutischen Prozessen wird angeregt. Die Metaphern Tanz und Wippe werden auf eigene Patient:innenbeispiele übertragen und deren Anwendung reflektiert.

Die Dialektik der Therapiebeziehung in der DBT

Linehan (1993) beschreibt als die zentrale dialektische Strategie der DBT einen ausgewogenen Gebrauch bestimmter therapeutischer Techniken und therapeutischer Haltungen im Umgang mit Patient:innen:
- Balance zwischen Akzeptanz und Veränderung
- Balance zwischen Stabilität und Flexibilität
- Balance zwischen Unterstützung und Herausforderung

Die Balance zwischen Akzeptanz und Veränderung

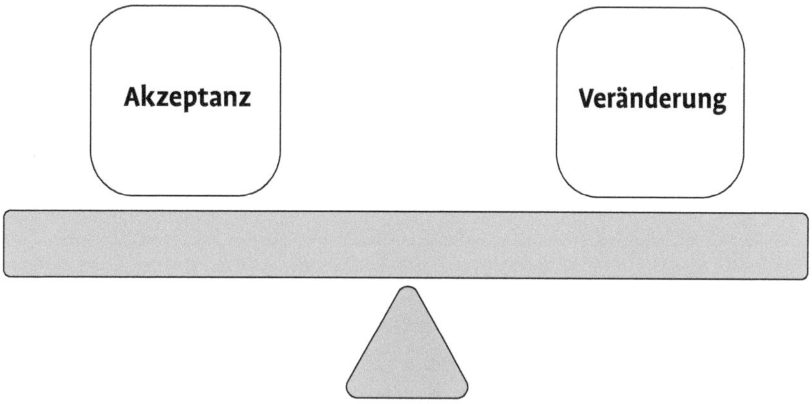

Bereits bei der Beschreibung der Entwicklungsgeschichte der DBT wurde auf das Dilemma hingewiesen, dass Patient:innen sich z. B. zur Spannungsregulation Strategien angeeignet haben, die in ihrem sozialen Umfeld vermehrt auf Irritation, Sorge oder Entsetzen stoßen und das Drängen auf rasche Veränderung initiieren. Patient:innen kommen also meist mit der Erwartung in die Behandlung, für z. B. selbstverletzendes Verhalten abgelehnt und entwertet zu werden oder sehr besorgtes Verhalten bei Behandelnden auszulösen, und befürchten die Forderung nach einem raschen Einstellen desselbigen. In der DBT wird versucht, jeglichem Verhalten, welches Patient:innen z. B. zur Spannungsregulation zeigen, verständnisvoll und wertfrei zu begegnen. Dies spiegelt sich in der therapeutischen Haltung wider: Patient:innen werden in ihrer Ganzheit angenommen und Therapeut:innen begegnen ihnen auf Augenhöhe. Die Begegnung mit den Patient:innen ist von Authentizität und Wertschätzung geprägt. Therapeut:innen öffnen sich Patient:innen gegenüber und berichten auch eigene Gefühle, Gedanken und Erlebnisse, wenn es für die Behandlung günstig ist, um z. B. Scham auf Seiten der Betroffenen zu lindern. Gleichzeitig versuchen Behandelnde immer dann, wenn es notwendig und möglich ist, das Tor zur Veränderung aufzustoßen.

Wichtig • Verhaltensanalyse

Ein anschauliches Beispiel ist die Verhaltensanalyse: Nach einer wertfreien Exploration der Verhaltensweisen und Normalisierung des Verhaltens im Kontext der Erkrankung erfolgt die Erarbeitung der Lösungsanalyse, um eine langfristige Veränderung des Verhaltens zu initiieren.

Die Dialektik der Therapiebeziehung in der DBT

Die Balance zwischen Stabilität und Flexibilität

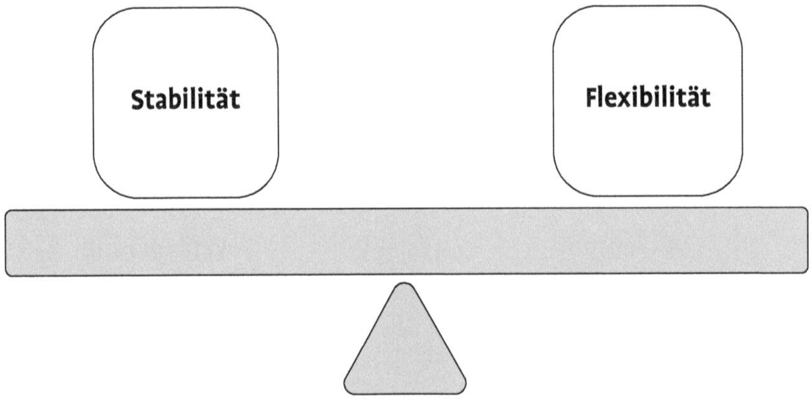

Auf der einen Seite geben Therapeut:innen klare Grenzen der therapeutischen Beziehung vor. Diese wird sich z. B. nie in eine Freundschaft verwandeln. Diese Stabilität und klare Definition der therapeutischen Beziehung hilft Patient:innen, die z. B. Missbrauchserfahrungen und Grenzüberschreitungen erlebt haben. Bereits in der ersten Sitzung wird angesprochen, dass die Beziehung zeitlich begrenzt ist und durch Therapiekontingente bestimmt wird. Der therapeutische »Fahrplan« folgt einer klaren Vorgabe und orientiert sich an den allgemeinen DBT-Behandlungsphasen. Auf der anderen Seite dehnen Therapeut:innen ihre Grenzen im Notfall aus, wenn Patient:innen sich in einer Krise befinden und dringende Unterstützung benötigen. Therapeut:innen bieten dann – unter der Wahrung der eigenen Grenzen – z. B. eine zweite Sitzung in der Woche an oder ein geplantes Telefonat zur Skillsauswertung nach Feierabend. Die Flexibilität zur Unterstützung der Patient:innen bezieht sich auch auf eine zu erwägende Wiederaufnahme einer Behandlung, sofern dies nicht ungünstige Verhaltensmuster verstärkt und langfristig zur Symptomlinderung beitragen kann. Führen z. B. äußere Ereignisse im Behandlungsverlauf zur Notwendigkeit, die Behandlungsziele erneut zu ordnen, reagieren Behandelnde in der DBT darauf ebenfalls mit der erforderlichen Flexibilität.

Die Dialektik der Therapiebeziehung in der DBT

Die Balance zwischen Unterstützung und Herausforderung

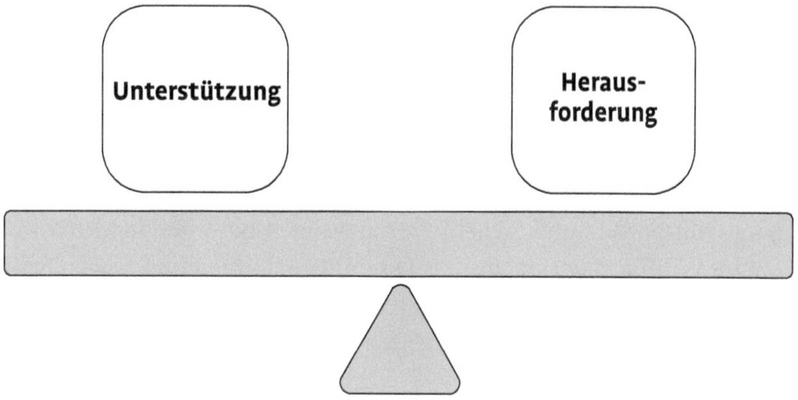

Patient:innen werden insbesondere zu Beginn der Behandlung vermehrt beim Skillsaufbau zur Verbesserung der Stresstoleranz unterstützt. Therapeut:innen bieten zeitlich begrenzte telefonische Kontakte an, um die Skillsanwendung im Alltag oder in herausfordernden Situationen zu optimieren und so z. B. selbstverletzendes Verhalten zu verhindern. In den Sitzungen werden sogenannte Skillsketten, also ein Ablaufmuster von in der Krise anzuwendenden Strategien zur Spannungsregulation ausgearbeitet. Einzelne Skills, wie z. B. gemeinsame Achtsamkeitsübungen oder zur Reduktion von dissoziativen Zuständen, werden auch in der Sitzung gemeinsam geübt. Hatten Patient:innen die ausreichende Möglichkeit, sich die Skills anzueignen, erwarten die Therapeut:innen die eigenständige Anwendung und das Beisichführen dafür notwendiger Utensilien (z. B. Ammoniakriechampullen zur Unterbrechung von Dissoziationen). Die Unterstützung weicht zugunsten der Herausforderung der Patient:innen in diesem Aspekt der Behandlung. Gleichzeitig wächst die therapeutische Unterstützung in anderen Bereichen, z. B. beim Erlernen eines angemessenen Ausdrucks emotionaler Bedürfnisse an das soziale Umfeld der Patient:innen. So kann es sein, dass sie sich etwa im Vorfeld einer Familienfeier mit herausfordernden Angehörigen oder vor einem Gespräch mit einem Vorgesetzten Unterstützung bei der Skillsanwendung erbitten.

Metaphern der therapeutischen Beziehung in der DBT

Zwei Metaphern, die Linehan (1993) eingeführt hat, veranschaulichen am deutlichsten die therapeutische Beziehung der DBT:

- Tanzmetapher
- Wippenmetapher

Tanzmetapher

Man kann sich Therapeut:in und Patient:in in der DBT gut als tanzendes Paar vorstellen. Schnelligkeit und Flexibilität sind von den Therapeut:innen verlangt, um Ausfallbewegungen der Patient:innen auszugleichen. Sensibles Reagieren auf die teilweise unsicheren und unvertrauten Schritte des anderen sind gefragt. Die/Der Patient:in wird aufgefangen, um nicht zu stürzen, es braucht aber gleichzeitig ein gewisses Maß an »Mittanzen« und Sich-Einlassen auf den begleitenden Rhythmus und die Nähe zur/zum Therapeut:in. Wie Tanzschritte, die aus Drehungen, kurzen und langen Schritten, federnden Bewegungen und Sprüngen bestehen können, setzen DBT-Behandelnde in rascher Abfolge ihr Repertoire an verschiedenen therapeutischen Strategien ein, eine Hand am Rücken der Betroffenen, um diesen Halt zu geben.

Die Metapher der Wippe

Ein besonders drastisches Bild wählt Linehan (1993), um die notwendige Konzentration von Therapeut:innen auf die aktuell geforderte therapeutische Haltung zu symbolisieren: das Bild einer Wippe über dem Grand Canyon, auf dem Patient:in und Therapeut:in sich auf je einer Seite befinden und versuchen, ein Gleichgewicht herzustellen. Fallen ist keine Option! In diesem Bild wird deutlich, dass im therapeutischen Alltag häufig sanfte Hin- und Herbewegungen gefragt sind, die rasch korrigiert werden müssen. Bewegungen zu Patient:innen hin sind z. B. validierende Reaktionen, loben, anfeuern oder eine warme, empathische Haltung. Sich entfernende Bewegungen stehen für das Ansprechen kritischer Dinge, der Ausdruck von Ärger oder der Entzug von Wärme bei z. B. massiv therapiestörenden Verhaltensweisen. Besonders heftige Reaktionen auf Patientenseite können teilweise einen »Seitenwechsel« erfordern. Im Sinne einer paradoxen Intervention kann man sich z. B. bei anhaltendem Selbstabwertungen von Patient:innen von der Seite der Veränderung hin (sofern ausreichend versucht wurde, diese negative Sicht zugunsten einer annehmenden Haltung zu ändern) zur Seite der Akzeptanz bewegen, oft springen Patient:innen dann auf die andere Seite und die Balance ist erneut gewahrt. Dies erfordert Mut, eine humorvolle, freche Herangehensweise und die Bereitschaft, sich rasch anzupassen, wenn die Strategie nicht greifen und das Gegenüber ernsthaft kränken sollte.

Dialektischer Umgang mit anhaltenden Selbstabwertungen

P: Ich bin so ein Stück Scheiße, ich kann gar nichts richtig machen!

T: Mmh, ich sehe schon, gerade finden Sie sich wieder richtig zum Kotzen.

P: Ja, schon, aber es ist doch auch wahr! Versuchen Sie nicht wieder mich davon zu überzeugen, dass ich irgendetwas richtig mache.

T: Keine Bange, das hatte ich gar nicht vor. So langsam haben Sie sogar mich überzeugt. Ich habe mich grad schon gefragt, wie Sie es überhaupt geschafft haben, heute herzukommen. Seit wann dürfen Misthaufen den Bus benutzen?

P: Sie sind gemein (muss schmunzeln)! Aber es fällt mir einfach sooo unglaublich schwer, mich bei Fehlern nicht abzuwerten.

Metaphern der therapeutischen Beziehung in der DBT

T: Möchten Sie denn überhaupt gerade noch dran arbeiten? Manchmal habe ich das Gefühl, Sie haben sich schon ganz gut in ihrem Misthaufensein eingerichtet und ich störe Ihre Schmeißfliegengespräche oder was Misthaufen eben den ganzen Tag so machen.

P: Ich will mich ja ändern!! Aber Sie lassen es so einfach klingen und das ist es eben nicht!

T: Ich wollte es nicht einfach klingen lassen, das tut mir leid, wenn das so rübergekommen ist. Ich weiß, dass es eine Menge Arbeit für Sie bedeutet.
Wie können wir es denn hinbekommen, dass Sie nicht auch noch Ihre Therapeutin gänzlich davon überzeugen, dass Sie wirklich ein – Ihre Worte – »Stück Scheiße« sind? Und sich wieder so verhalten, dass auch Ihre Therapeutin der Meinung ist Sie möchten wieder daran arbeiten? Dass Sie sich ändern wollen, glaub ich eh!

P: Vielleicht kann ich ja mal eine der Übungen versuchen, die Sie mir vorgeschlagen haben. Die mit dem fairen Blick?

T: Das klingt super! Wir können gleich damit starten.

Insbesondere im Zusammenhang mit ernstzunehmender Suizidalität müssen DBT-Therapeut:innen besonders behutsame Schritte ergreifen, um das Gleichgewicht nicht aus den Augen zu verlieren. Sich also langsam auf den/die sich entfernende Patient:in zuzubewegen (Mut zu sprechen, Hoffnung induzieren) kann notwendig sein, um die ohnehin gefährliche Situation nicht zum Kippen zu bringen. Wegbewegungen (die Suizidalität als »Test« deklarieren, Enttäuschung ausdrücken, schimpfen) können in diesem Fall dazu führen, dass das Gegenüber noch weiter nach hinten geht, bis das Ende der Wippe erreicht wäre, und über den Rand fällt. Bei therapiestörenden Verhaltensweisen auf Patientenseite, wie ein wütendes Hinausstürmen mit Türenknallen aus dem Therapieraum (deutliche Wegbewegung), sollten eher Ausgleichbewegungen und sanfte Wegbewegung auf Therapeutenseite erfolgen: Sie würden in diesem Fall nicht hinterherlaufen, sondern in ihrem Büro abwarten, ob eine Wiederaufnahme der Sitzung möglich erscheint. Dies wäre der Fall, wenn die/der Patient:in zurückkehrt und sich angemessen entschuldigt (deutliche Hinzubewegung). In diesem Fall kommen Behandelnde ihnen auf der Wippe entgegen: Sie loben die Wiedergutmachung, interessieren sich für die Entstehung der Wut und validieren die Scham, die das problematische Verhalten nach sich zog.

Selbstreflexion: Tanz und Wippe anwenden

Bitte denken Sie an die herausforderndste therapeutische Interaktion der letzten Wochen. Oder an die Patientin oder den Patienten, die/den Sie aktuell am häufigsten im Geiste »mit nach Hause nehmen«. Validieren Sie Ihr Unbehagen, Ihre Scham und Selbstzweifel, die vielleicht mit der Situation verbunden sind. Sagen Sie sich, dass alle Behandelnden, egal wie ausgebufft, kompetent und erfahren sie auch sein mögen, an diesen Punkt geraten. Nehmen Sie eine Haltung ein, die Ihnen eine genaue Reflexion ermöglicht. Stellen Sie sich dann die folgenden Fragen:

Wo stehen der/die Patient:in und ich gerade auf der Wippe? Ist die Wippe ausgeglichen oder neigt sie sich in eine bestimmte Richtung?

....

....

....

....

Was müsste ich tun, um die Wippe auszugleichen? Was vermeide ich gerade, um die Wippe nicht zum Wackeln zu bringen? Was ist die wahrscheinlichste Reaktion der/des Patient:in hierauf?

....

....

....

....

Was wären konkrete Bewegungen hin zur/zum oder weg von der/dem Patient:in im aktuellen Therapieprozess? Welche konkreten Bewegungen in welche Richtung unternimmt der/die Patient:in aktuell?

....

....

....

....

Selbstreflexion: Tanz und Wippe anwenden

Wie sieht unser »Tanz« derzeit aus? Zu schnell, zu langsam? Wodurch stütze ich die/den Patient:in? Bewegt sich die/der Patient:in noch im Takt? Welche konkreten anderen Schritte kann ich noch versuchen?

....

....

....

....

Traue ich mir selbst zu, den »Rhythmus« wiederzufinden? Beherrsche ich alle notwendigen Schritte? Benötige ich eine:n Tanzlehrer:in? Wer könnte diese Funktion übernehmen?

....

....

....

....

Sollte ich eine etwaige Änderung des Tanzstils oder meiner Position auf der Wippe bei der/dem Patient:in ankündigen oder ist es besser, überraschende Schritte oder Richtungswechsel zu vollziehen, um die/den Patient:in etwas aus dem Takt zu bringen?

....

....

....

....

6 Was sind die wichtigsten Techniken und Strategien der DBT?

Wenige Therapieformen sind in ihrer Beschreibung so detailliert ausgearbeitet wie die DBT: Es gibt besondere Strategien für die Ausgestaltung des gesamten Behandlungsverlaufs, dessen Prinzip sich in jeder Sitzung durch die Arbeit mit der Diary Card wiederfindet. Es finden sich bestimmte Anleitungen für die Reaktion auf Rückfälle in dysfunktionale Emotionsregulationsstrategien im Behandlungsverlauf, auf anhaltende therapieerschwerende Verhaltensweisen (z. B. Vergessen von Therapiehausaufgaben durch Patient:innen), sowie auf Fortschritte in der Behandlung. Validierungsstrategien betonen die Akzeptanzorientierung; Problemlösestrategien helfen Therapeut:innen dabei, Veränderungen zu initiieren. In den Materialien dieses Kapitels finden Sie eine allgemeine Übersicht und jeweilige Beschreibung der wichtigsten Behandlungsstrategien der DBT. Das verhaltenstherapeutische Prinzip des Kontingenzmanagements zur Ausformung funktionaler Verhaltensweisen und Reduktion nicht zielführender Reaktionen wird verdeutlicht und mithilfe einer Selbstreflexion auf Ihre Arbeit übertragen.

Erläuterung der Materialien dieses Kapitels

INFO 24 Behandlungsstrategien der DBT: Übersicht
Es wird eine Übersicht zur Einteilung der Behandlungsstrategien der DBT gegeben. Hier wird zwischen grundlegenden Behandlungsstrategien und Strategien für spezifische Probleme unterschieden. Auf den folgenden Informations- und Arbeitsblättern werden ausgewählte Strategien/Techniken vertieft.

INFO 25 Dialektische Behandlungsstrategien
Die wesentlichen dialektischen Strategien werden vorgestellt und anhand von Beispielen verdeutlicht.

INFO 26 Validierungsstrategien
Die Validierungsstrategien als Kernelement der akzeptanzorientierten Strategien werden eingeführt und ihre Anwendung im therapeutischen Prozess beschrieben.

INFO 27 Problemlösestrategien: Verhaltensanalyse
Die Verhaltensanalyse und die Kettenanalyse werden vorgestellt und anhand eines Beispiels dargelegt.

INFO 28 Problemlösestrategien: Lösungsanalyse
Die Erarbeitung der Lösungsanalyse und der Wiedergutmachung am Beispiel einer Selbstverletzung werden im Rahmen eines Beispieldialogs dargestellt.

INFO 29 Problemlösestrategien: Verpflichtungsstrategien (Commitmentstrategien)
Die Commitmentstrategien, die den veränderungsorientierten Strategien zugeordnet werden bzw. deren Grundlage darstellen, werden in einer Übersicht vorgestellt und anhand von Beispielen verdeutlicht.

INFO 30 Veränderungstechniken: Kontingenzmanagement
Das Kontingenzmanagement wird erläutert und es wird beschrieben, wie es in der DBT eingeführt wird. Mögliche therapeutische Verstärkungsmöglichkeiten für zielrelevantes Verhalten oder der vorsichtige Einsatz aversiver Konsequenzen werden beschrieben.

AB 6 Selbstreflexion: Einsatz von Kontingenzmanagement
Beleuchtet werden aktuelle therapeutische Prozesse und der Einsatz eines Kontingenzmanagements wird hinsichtlich vorab zu bedenkender Punkte vorbereitet.

INFO 31 Veränderungstechniken: Skillsaufbau
Der Skillsaufbau wird anhand eines Patientenbeispiels vorgestellt und Grundsätzliches zum Aufbau, Ablauf und Inhalt des Skillstrainings wird dargelegt. Anhand eines Dialogs wird der dialektische Umgang mit Konflikten zwischen Patient:innen und Trainer:innen beschrieben.

INFO 32 Strukturelle Strategien: Sitzungseröffnung, Zielarbeit und Sitzungsbeendigung
Eine Tabelle veranschaulicht den grundlegenden inhaltlichen und strukturellen Ablauf der DBT-Einzeltherapiesitzung und beschreibt die einzelnen Strategien.

INFO 33 Spezielle Behandlungsstrategien: Telefonstrategien
Die Telefonstrategien als Unterstützungsmedium zur Skillsanwendung im Alltag werden dargelegt.

INFO 24 • V

Behandlungsstrategien der DBT: Übersicht

Linehan (1993) unterteilt die Behandlungsstrategien in grundlegende Behandlungsstrategien und Strategien für spezifische Probleme. Die wesentlichen den einzelnen Strategien zugeordneten Techniken und Anwendungsbereiche werden nachfolgend aufgelistet.

Grundlegende Behandlungsstrategien

(1) Dialektische Behandlungsstrategien

(2) Validierungsstrategien

(3) Problemlösestrategien
- (a) Verhaltensanalyse
- (b) Lösungsanalyse
- (c) Verpflichtungsstrategien (Commitmentstrategien)

(4) Veränderungstechniken
- (a) Kontingenzmanagement
- (b) Beachten von Grenzen
- (c) Fertigkeitentraining (Skillsaufbau)
- (d) Exposition
- (e) Kognitive Umstrukturierung

(5) Stilistische Strategien
- (a) Gleichberechtigte Kommunikation
- (b) Respektlose Kommunikationstechniken
- (c) Dialektische Strategien und Respektlosigkeit

(6) Strategien zum Umgang mit dem sozialen Umfeld
- (a) Interventionen im Umfeld
- (b) Beratung der/des Patient:in
- (c) Beratung der/des Therapeut:in

Strategien für spezifische Probleme

(7) Strukturelle Strategien
- (a) Vertragsstrategien
- (b) Eröffnung der Sitzung
- (c) Zielstrategien
- (d) Beendigung der Sitzung
- (e) Abschluss der Therapie

(8) Spezielle Behandlungsstrategien
- (a) Krisenstrategien
- (b) Umgang mit suizidalem Verhalten
- (c) Umgang mit therapiegefährdendem Verhalten
- (d) Telefonstrategien
- (e) Zusatzbehandlung
- (f) Beziehungsstrategien

Dialektische Behandlungsstrategien

Neben dem Beachten der dialektischen Beziehungsgestaltung und dem Vermitteln grundsätzlicher dialektischer Verhaltensmuster (anstatt von einem Extrem ins andere zu pendeln, wird das Beschreiten eines Mittelwegs empfohlen), werden bestimmte dialektische Techniken im Folgenden beschrieben.

Paradoxe Strategien
In der DBT versuchen Therapeut:innen, paradoxen Dilemmata in der therapeutischen Arbeit, im Verhalten der Patient:innen oder in der therapeutischen Beziehung besonderes Augenmerk zu schenken. So kann es z. B. notwendig sein, Unterstützung zu reduzieren, um zu helfen. Dies wäre der Fall, wenn sich Patient:innen ansonsten allzu sehr auf die therapeutische Unterstützung verlassen würde und eine eigenständige Skillsanwendung gefährdet scheint. Es wird die Gleichzeitigkeit von Sachverhalten betont: Problematische Verhaltensmuster wie Selbstverletzungen erscheinen den Patient:innen hilfreich und waren oft die einzig mögliche Strategie, Überleben zu sichern – gleichzeitig richten sie auf lange Sicht Schaden an und verhindern durch den früheren Nutzen oft das Erlernen neuer ungewohnter Strategien. Im Rahmen von Meinungsverschiedenheiten zwischen DBT-Therapeut:innen und ihren Patient:innen wird betont, dass beide Seiten gleichzeitig ihre Berechtigung haben und gleichzeitig wahre und unwahre Anteile in sich tragen können.

Arbeit mit Metaphern
Linehan (1993) verwendet verschiedene Metaphern zur Veranschaulichung des therapeutischen Prozesses und zur Verbildlichung der sich darin immer wieder zeigenden dialektischen Dilemmata.

Beispiel • Aufstieg aus der Hölle

Eine drastische Metapher ist, die DBT-Therapie mit einem Klettern aus der Hölle zu vergleichen. Patient:innen steht dafür allerdings nur eine Leiter zur Verfügung, die so heiß ist, dass das Klettern Schmerzen bereitet. Therapeut:innen könnten versucht sein, alles dafür zu geben, dass der Aufstieg schneller gelingt, es ist am Beispiel aber deutlich zu sehen, dass der Weg alleine bewältigt werden muss und zu drastische Motivation eher therapiegefährdendes Verhalten von therapeutischer Seite darstellen würde. Aufgeben oder ein Herunterspringen symbolisiert hier therapiegefährdendes Verhalten auf Patientenseite.

Advocatus Diaboli
Des »Teufels Advokat« stellt eine wesentliche Verpflichtungsstrategie (Commitmentstrategie) dar. Sie wird z. B. dann eingesetzt, wenn Patient:innen eine rasche, nicht gründliche durchdachte Zustimmung zu Therapieverpflichtungen eingehen. Therapeut:innen nehmen dann die gegenseitige Position ein und argumentieren so lange für diese, bis eine gewisse Standfestigkeit der Patient:innen erreicht ist. »Kippt« die/der Patient:in, wird für die andere Seite argumentiert, so lange, bis diese:r einen festen Stand erreicht hat. Die Argumente für die Gegenseite sollten hierbei allerdings etwas schwächer ausfallen. Im Beispiel sichert ein Patient zu schnell zu, seinen Cannabiskonsum einzustellen, die Therapeutin argumentiert daraufhin für die Gegenseite und versucht ihn zu einer wirklich durchdachten Zustimmung zu bewegen.

Dialektische Behandlungsstrategien

Anwendung des Advocatus Diaboli

P: Ja, klar. Ich habe ja jetzt verstanden, warum Kiffen nicht gut für mich ist. Kein Problem, das jetzt einzustellen!

T: Freut mich, dass Sie die Nachteile des Konsums im Blick haben. Ich habe allerdings auch noch im Kopf, dass Sie mir immer wieder gesagt haben, wie gut es Ihnen hilft, abzuschalten.

P: Ja, schon aber dafür habe ich ja jetzt auch Skills!

T: Stimmt schon, aber Sie hatten ja auch gesagt, dass es viel länger dauert, z. B. mit Sport runterzukommen. Da klappt das mit einem Joint bestimmt schneller!

P: Ja, na klar geht es schneller durchs Kiffen, aber dann habe ich ja wieder Streit mit meiner Freundin, wenn die rauskriegt, dass ich gekifft habe.

T: Und wenn Sie eh schon Streit mit ihrer Freundin haben? Das kommt ja ab und dann mal vor, glauben Sie, dass Sie es dann hinbekommen, nicht zu kiffen?

P: Na ja, ich versuch es, aber vielleicht krieg ich es dann doch nicht immer hin ...

T: Letzte Woche hatten Sie es aber hinbekommen und das, obwohl Sie Streit mit Ihrer Freundin hatten.

P: Da hatte ich auch nichts mehr zu Hause zum Rauchen, das war nicht schwer.

T: Gut, das heißt, wir sollten daran arbeiten, dass Sie dann Skills einsetzen, bevor Sie sich erneut damit eindecken und alternative Strategien entwickeln für bestimmte Situationen, wie Streit mit der Freundin.

Ausdehnen/Übertreiben (»Extending«)

Mit dieser Technik ist das bewusste »Übertreiben« oder Wörtlichnehmen von extremen Aussagen auf Patientenseite gemeint. Oft bringt der Einsatz der Technik die/den Patient:in zum Zurückrudern. Ein Beispiel könnte die Aussage sein, dass die Therapie rein gar nichts bringen würde. Therapeut:innen könnte daraufhin ihr Entsetzen ausdrücken, sich entschuldigen, dass sie ihren Job nicht ordentlich gemacht haben und die Suche nach alternativen Therapeut:innen anregen.

Aktivierung des Wise Mind

Der Wise Mind steht für intuitives Wissen, er bildet Wissen ab, welches sich als Schnittmenge zwischen Verstand und Gefühl darstellen kann und sogar noch darüber hinaus geht. Um dieses Wissen abzurufen, stellen Therapeut:innen die Fragen: »Was rät Ihnen Ihr Bauchgefühl? Gibt es zu dieser Frage eine intuitive Antwort?« Insbesondere bei destruktiven Paarbeziehungen, bei denen Patient:innen oft zwischen Verschmelzungstendenzen und Trennungen hin und her pendeln, hilft es oft, den Wise Mind zu Rate zu ziehen und sich zunächst weder auf die eine noch die andere Seite zu schlagen (z. B. keine Verlobung einzugehen und auch nicht direkt zu trennen, sondern erstmal etwas räumliche Distanz zu schaffen).

Dialektische Behandlungsstrategien

Aus Zitronen Limonade machen

Die positiven Aspekte einer zunächst als unangenehm erlebten Situation werden betont: Äußern Patient:innen ihren Ärger über neue Teilnehmer:innen des Skillstrainings, freut sich die/der Therapeut:in offen über die Möglichkeit der Erprobung der Techniken zur Erhöhung der Stresstoleranz in der nächsten Skillsgruppenstunde.

Natürliche Veränderungen zulassen

Therapeut:innen haben die Vergänglichkeit der aktuellen Realität im Blick und betonen diese den Patient:innen gegenüber. Auch werden natürliche Veränderungen der DBT (z. B. Veränderung der Ziele, mögliche Veränderungen in der Gruppentherapie) als natürlicher Prozess verstanden und Patient:innen dabei unterstützt, diesen mit Akzeptanz zu begegnen. Auch kann es hilfreich sein, die Vergänglichkeit in Momenten tiefer Niedergeschlagenheit und Hoffnungslosigkeit der Patient:innen zu betonen (»Ich bin mir sicher, dass sich Ihre Situation wieder ändern wird«).

Validierungsstrategien

Die Validierung stellt die elementare Strategie der DBT zur Akzeptanzförderung dar. Patient:innen werden in ihrer Gesamtheit akzeptiert, Aussagen/Gefühle und Haltungen werden als gültig erklärt, bevor eine Veränderung angestrebt wird. Linehan (2016) unterscheidet sechs Ebenen der Validierung und benennt zwei weitere Validierungsformen (Cheerleading + Funktionale Validierung). Im deutschsprachigen Raum werden in der Regel sieben Validierungsstrategien benannt (Stiglmayr & Gunia, 2017).

Validierungsstrategie	**Beschreibung**	**Beispiel**	**Anwendung**
Interesse und Aufmerksamkeit (V1)	Ungeteilte Aufmerksamkeit wird durch aktives Zuhören oder das Erinnern früherer Inhalte vermittelt	Therapeut verdeutlicht durch Gesten, dass er zuhört, entschuldigt sich bei Störungen und versucht diese im Vorfeld zu vermeiden, bemerkt Feinheiten der Reaktionen des Patienten, erinnert zuvor Gesagtes, ist höflich, interessiert und zugewandt, reicht z. B. ein Taschentuch, wenn eins benötigt wird.	In jeder Therapiesitzung. Besonders wichtig, wenn Therapeut:innen in Stressphasen leichter abgelenkt und ungeduldig werden.
Genaue und wertfreie Reflexion (V2)	Zusammenfassung/ Paraphrasierung des Gesagten	»Ich habe Sie so verstanden, dass Sie sehr wütend wurden, als Ihr Bruder sagte, dass Sie nur Aufmerksamkeit wollen, ist das korrekt?«	In jeder Therapiesitzung. Bei hitzigen Beschreibungen kann es als wertschätzende Unterbrechung eingesetzt werden und so implizit etwas Beruhigung bringen.
Verbalisierung angenommener Reaktionen (Mindreading, V3)	Nicht ausgesprochene, aber angedeutete oder aus dem Verhalten schlüssige emotionale Reaktionen werden validiert oder es wird vorweggenommen, welche Auswirkung eine therapeutische Intervention haben könnte	»Sie haben gesagt, dass Sie vorhin sehr wütend waren, als Sie im Stau standen. Kann es sein, dass Sie am liebsten umgedreht hätten und gar nicht mehr gekommen wären?« Eine Patientin mit verschränkten Armen und wenig Blickkontakt wird gefragt, ob ihr etwas unangenehm oder sie beschämt sei. »Wenn Sie sich nachher an das Gefühlsprotokoll setzen, kann es sein, dass Ihre Anspannung wieder deutlich steigt«	In jeder Therapiesitzung. Insbesondere sehr hilfreich, um Patient:innen die Teilaspekte einer Emotion zu verdeutlichen (Mimik/ bestimmte Gesten, körperliche Reaktionen, Handlungsimpulse, Gedanken, Wahrnehmungsausrichtung)

Validierungsstrategien

Validierung vor dem Hintergrund biologischer, physiologischer oder pathologischer Ursachen (V4)	Emotionale Reaktionen werden mit der Anamnese, der Erkrankung oder biologischen Aspekten in Bezug gesetzt	»Vollkommen verständlich, dass Sie als Scheidungskind nicht an die Beständigkeit von Beziehungen glauben.« »Es ist eine ganz normale Reaktion, als Borderline-Patient in einer Stresssituation ans Schneiden zu denken.« »Na klar, so impulsiv wie Sie sind, haben Sie bei Kritik sofort den Drang zu kündigen!«	Besonders günstig am Beginn einer Therapie, wenn wenig Krankheitsakzeptanz vorhanden ist oder ein:e Patient:in zu deutlichen Selbstvorwürfen neigt.
Validierung vor dem Hintergrund des gegenwärtigen Kontextes (V5)	Emotionale Reaktionen werden als passend zur aktuellen Situation oder der aktuell aktivierten Grundannahme beschrieben und normalisiert.	»In dieser Situation hätte jeder so reagiert!« »Wenn Sie den Eindruck hatten, dass die Situation gefährlich ist, verstehe ich gut, dass Sie sich in Sicherheit begeben wollten.« »Wenn Sie dachten, dass sich in Ihrem Leben eh nie was ändern wird, kann ich gut verstehen, dass Sie Therapie vermeiden wollten.«	Immer dann, wenn aktuelle Situationen das Verhalten steuern oder eine aktivierte Grundannahme Einfluss auf das Verhalten nimmt und die/der Patient:in darauf aufmerksam gemacht werden soll oder sanft das Tor zur Veränderung aufgestoßen werden möchte (solange die/der Patient:in blind der Grundannahme vertraut, wird sie/er sich weiter dementsprechend verhalten).
Radikale Echtheit (V6)	Die/Der Patient:in wird als Beziehungspartner auf Augenhöhe verstanden, die Reaktionen der/des Therapeut:in verdeutlichen dies.	Jegliches Verhalten auf Augenhöhe, Spontaneität, Normalisierung und Echtheit. Bewusste Selbstöffnungen des Therapeuten: »Wenn ich ehrlich bin, ist es mir in einer Situation ganz ähnlich wie Ihnen ergangen.« Kein Anfassen mit Samthandschuhen: »Mensch, ich dachte, wir wären schon weiter, als dass Sie mir Dinge verschweigen!«	Als durchgängige Haltung in der Therapie.
Anfeuern/ Cheerleading (V7)	Der Glaube an die/den Patient:in wird betont, positive Eigenschaften der/des Patient:in werden in Bezug zur Therapie gesetzt.	»Wenn Sie mit Ihrem Dickkopf sich dazu entscheiden, die Therapie durchzuziehen, können Sie Großartiges erreichen!« »Ich freue mich jedes Mal, wenn Sie kommen.«	Insbesondere bei »Durststrecken« der Therapie zu empfehlen oder zu Beginn; vorsichtiger Einsatz bei sehr hoffnungslosen Patient:innen, da es als invalidierend verstanden werden kann.

Problemlösestrategien: Verhaltensanalyse

Die Verhaltensanalyse stellt das verhaltensdiagnostische Werkzeug der DBT dar, um Einsicht in problematische Verhaltensmuster der Patient:innen zu bekommen, oder um herauszustellen, warum in einer anderen Situation ein gewohntes Verhalten wie Selbstverletzung nicht gezeigt wurde, sondern Skills angewandt wurden. Die in der DBT angewandte Verhaltensanalyse kann der horizontalen Verhaltensanalyse entsprechend des SORKC-Schemas in Anlehnung an Kanfer und Saslow (1965) zugeordnet werden. Auch wenn die Kontingenzen (K) klinische Relevanz haben, werden Sie hierbei nicht explizit erhoben. Die Erhebung der Verhaltensanalyse richtet sich nach folgendem Vorgehen:

(1) Konkrete Beschreibung des zu untersuchenden Verhaltens (R)
   (a) Was wurde genau getan? Mit welchen Mitteln wurde sich z. B. selbst verletzt? Wie viel wurde konsumiert? Wie äußerte sich der Wutausbruch im Verhalten genau?
   (b) Wo fand das Verhalten statt?
   (c) Welche Gefühle/Gedanken/körperlichen Reaktionen begleiteten das Verhalten?

(2) Exploration der Auslöser (S)
   (a) Welche Bedingungen gingen dem Verhalten voraus?
   (b) Gab es einen konkreten Auslöser?
   (c) Welche Gedanken/Gefühle/körperlichen Reaktionen begleiteten den Auslöser?

(3) Untersuchung individueller das Verhalten begünstigender Faktoren (O)
   (a) Lagen Verwundbarkeitsfaktoren vor (z. B. schlechter Schlaf, Medikamenten- oder Alkoholabusus, Schmerzen oder andere physiologische Faktoren), die eine erhöhte Sensibilität bedingten?
   (b) Welche Grundannahmen oder bekannten Schemata wurden durch den Auslöser aktiviert?
   (c) Gab es bestimmte Erwartungen an das Verhalten (z. B. die Erfahrung, dass Selbstverletzung immer zur Spannungslinderung führt)?

(4) Erhebung der Konsequenzen des Verhaltens (C)
   (a) Welche kurzfristigen Konsequenzen hatte das Verhalten (z. B.: Was taten Sie direkt nach dem Selbstverletzen, versorgten Sie die Wunde?), welche langfristigen Konsequenzen zog es im Verhalten nach sich (z. B. monatelanges Verbergen der Narben)?
   (b) Wie wirkte sich das Verhalten kurz- und langfristig auf Gefühle/Gedanken/Grundannahmen aus, welche körperlichen Reaktionen bewirkte es?
   (c) Welche kurz- und langfristigen Auswirkungen hatte das Verhalten auf das soziale Umfeld (z. B.: Reagierten Personen mit Sorge/Ärger/vermehrter Zuwendung auf Ihr Verhalten)?

Problemlösestrategien: Verhaltensanalyse

Kettenanalyse

Die Erhebung der Verhaltensanalyse kann auch mithilfe einer Kettenanalyse durchgeführt werden. Besonders hilfreich ist diese, wenn Patient:innen dazu neigen, die Abläufe des untersuchten Verhaltens zu grob zu schildern oder vorschnell einen Auslöser benennen. Handlungen, Gedanken, Gefühle, körperliche Reaktionen oder äußere Ereignisse werden durch einzelne Kettenglieder repräsentiert. Bei der Erhebung der Kettenanalyse wird ebenfalls beim Verhalten begonnen. Dem Verhalten vorangehende Kettenglieder werden im Anschluss erfragt, es wird so weit in die Vergangenheit exploriert, bis sämtliche relevanten Aspekte erhoben wurden. Herausgearbeitet und markiert werden sollte hierbei insbesondere der sogenannte »Point of no return«. Dies stellt den Moment dar, ab dem nur noch das Verhalten einleitende Kettenglieder folgen, d. h. ab welchem Zeitpunkt vor einer Selbstverletzung keine Skillsanwendung mehr versucht wird. Im Anschluss werden die Konsequenzen des Verhaltens (sowohl angenehme als auch unangenehme) herausgearbeitet.

Beispiel • Kettenanalyse zur Selbstverletzung

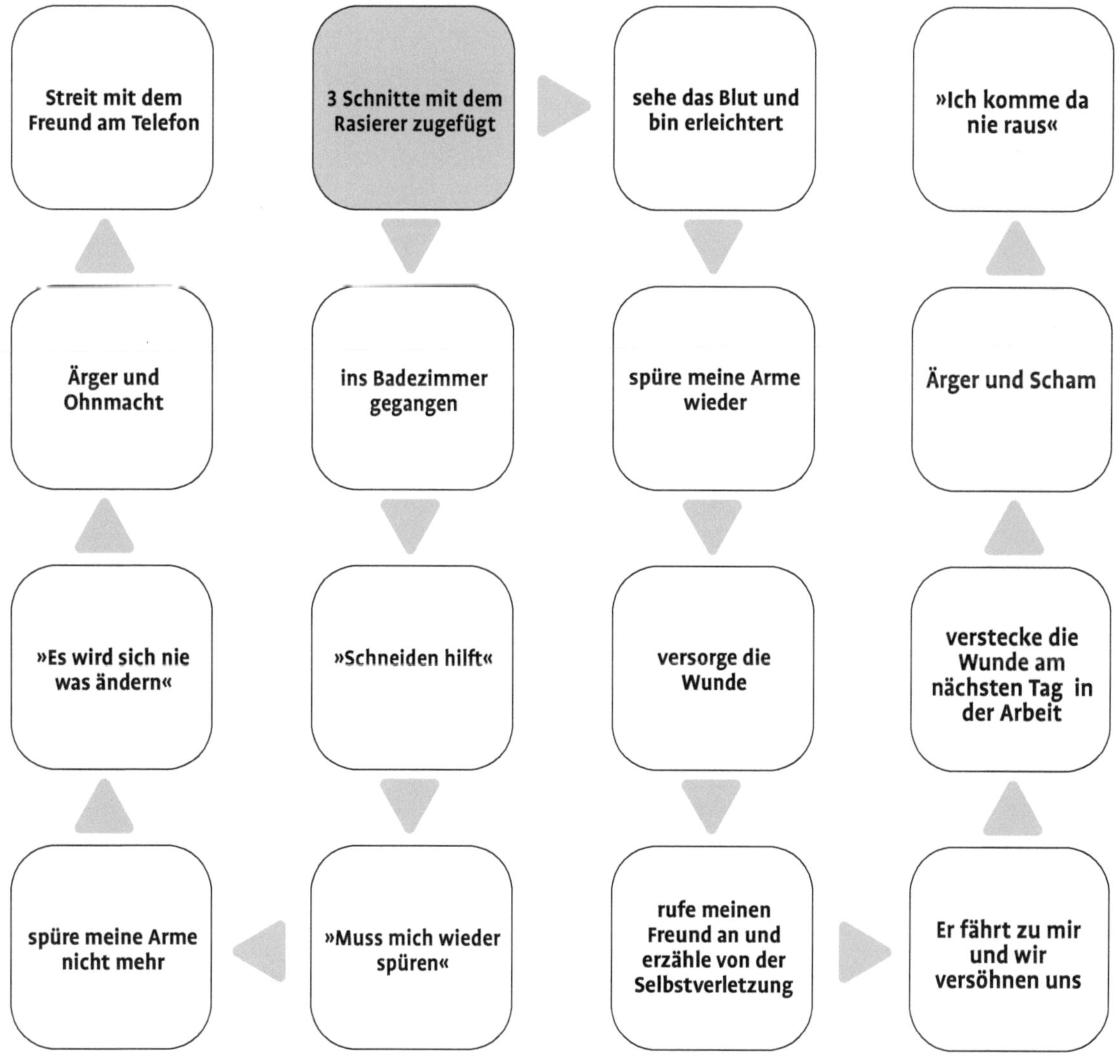

Problemlösestrategien: Verhaltensanalyse

Ausgehend vom Problemverhalten (graues Kettenglied) werden zunächst entsprechend der Pfeilrichtung die vorausgehenden Bedingungen exploriert, im Anschluss die dem Problemverhalten folgenden Handlungen/Gefühle/Gedanken/körperlichen Reaktionen und Auswirkungen auf die soziale Umwelt erhoben. Der »Point of no return« lag hier mutmaßlich nach dem Gedanken, dass Schneiden hilfreich sei, um die dissoziative Minderung des Körpergefühls zu reduzieren. Eine genaue Exploration könnte aber auch ergeben, dass der Weg ins Badezimmer noch zur Skillsanwendung (wie eine kalte Dusche nehmen) eingeschlagen wurde. In diesem Fall sollte exploriert werden, was genau die Skillsanwendung verhinderte (z. B. der Anblick des Rasierers). Als wichtige Konsequenz ist hier die Auswirkung auf das soziale Umfeld zu betrachten: Der sich kümmernde Partner kann unbeabsichtigt positiv verstärkend auf das Problemverhalten der Patientin wirken. Langfristig finden sich ähnliche dysfunktionale Schemata der Auswegs- und Hoffnungslosigkeit vor und nach der Selbstverletzung. Diese sollten unbedingt markiert werden, da sie sonst unbewusst dem Erlernen alternativer Strategien entgegenwirken könnten.

Die Kettenanalyse kann gut mit den Patient:innen in der Sitzung mithilfe eines Flipcharts erstellt werden, auf der die einzelnen Kettenglieder bei der Exploration mitgeschrieben werden. Dadurch kann auch der Point of no return gut veranschaulicht und die Erarbeitung der Lösungsanalyse vorbereitet werden.

INFO 28 • E

Problemlösestrategien: Lösungsanalyse

Im Anschluss an die Erstellung der Verhaltensanalyse erstellen Therapeut:in und Patient:in gemeinsam die Lösungsanalyse. Da Patient:innen angeleitet werden, eigenständig zu problematischen Verhaltensweisen, welche zwischen den Sitzungen aufgetreten sind, Verhaltensanalysen anzufertigen, sollten Vorüberlegungen der Patient:innen berücksichtigt werden. Die Lösungsanalyse sollte in jedem Fall auch eine Wiedergutmachung für den angerichteten Schaden beinhalten, die etwas mehr wiedergutmacht, als zur bloßen Behebung des Schadens notwendig wäre.

Erarbeitung der Lösungsanalyse und der Wiedergutmachung

T: Wenn Sie eine Zeitmaschine zur Verfügung hätten, mit der Sie wieder zum Zeitpunkt der Selbstverletzung zurückreisen könnten, was würden Sie anders machen, um sich nicht zu schneiden?

P: Am besten wär's, wir hätten uns gar nicht gestritten am Telefon!

T: Hätten Sie denn etwas tun können, um den Streit zu vermeiden?

P: Ja, ich hätte das Thema Urlaub am besten erst angesprochen, wenn wir uns gesehen hätten!

T: Okay, das heißt, Sie hätten Ihre Orientierung entsprechend des Skills »Orientierung festlegen« mehr auf die Beziehung legen können?

P: Ja, dann hätten wir vielleicht nicht gestritten und ich hätte nicht geschnitten.

T: Okay, trotzdem fände ich es gut zu schauen, was nach einem Streit helfen kann, Schneiden abzuwenden. Selbst mit den besten Skills der Welt werden Sie irgendwann wieder Streit bekommen und das gehört ja auch irgendwie zu einer Paarbeziehung dazu (lächelt).

P: Das stimmt wohl (seufzt). Okay, ich hätte vielleicht meine Schwester anrufen können, als ich bemerkt habe, dass ich Schneidedrang habe.

T: Das wäre eine Möglichkeit, gleichzeitig fände ich es gut, wenn wir auch noch Strategien erarbeiten können, die Sie alleine anwenden können. Was hätten Sie sonst noch tun können?

P: Ich hätte vielleicht einfach rausgehen sollen, da verletze ich mich ja auch nie.

T: Super Idee! Was hätten Sie noch machen können, wenn Sie es geschafft hätten, spazieren zu gehen?

P: Mich vielleicht an ein Gefühlsprotokoll setzen und schauen, was überhaupt los war?

T: Ja! Das wäre eine richtig gute Option, um herauszufinden, was für Gefühle Sie in dem Moment überrollt haben.

P: Das versuche ich nächstes Mal auf jeden Fall.

T: Da es jetzt ja zu einer Selbstverletzung gekommen ist, was könnten Sie als Wiedergutmachung tun?

P: Aber ich habe doch nur mich geschnitten, ist doch also nix passiert ...

T: Und ich verstehe auch, dass Ihnen das jetzt komisch vorkommt, aber das heißt doch, dass Sie sich selbst Schaden zugefügt haben, der wiedergutgemacht werden könnte.

P: Wenn Sie meinen.

T: Ja, Sie haben ja auch gesagt, dass es ein Ziel wäre, sich selbst mit mehr Liebe und Wertschätzung zu begegnen, das könnte ein erster Schritt sein. Ich schlage vor, Sie kümmern sich gut um die frischen Wunden und zusätzlich behandeln Sie alte Schneidenarben mit Narbensalbe, okay?

P: Okay, ich kann es ja versuchen.

Problemlösestrategien: Verpflichtungsstrategien (Commitmentstrategien)

Die Commitmentstrategien stellen die Grundlage zur Einleitung veränderungsorientierter Strategien dar. Sie werden in der DBT zu verschiedenen Zeitpunkten angewandt:

- **Zu Beginn der Behandlung** verpflichten sich Patient:innen, dem DBT-Vertrag zuzustimmen und an den grundlegenden Behandlungszielen arbeiten zu wollen.
- **In jeder Therapiesitzung** geben Patient:innen ihre Zustimmung, an der jeweiligen Sitzungsagenda mitarbeiten zu wollen.
- **Bei schwindendem Commitment**, was sich z. B. in einer Zunahme problematischer oder therapiegefährdender Verhaltensweisen zeigen kann, setzen Therapeut:innen erneut Commitmentstrategien ein, um eine Verpflichtung zum zuvor Vereinbarten wiederherzustellen.

Es werden sechs verschiedene Commitmentstrategien unterschieden (Stiglmayr & Gunia, 2017). Linehan (1993) betont zusätzlich die Beachtung des Shapings (die feine Anpassung der Verpflichtungen auf die Bedürfnisse und den Kenntnisstand der Patient:innen) und die Einigung auf die Erstellung regelmäßiger Therapieaufgaben außerhalb der Sitzungen (Hausaufgaben).

Commitmentstrategie	Beschreibung	Beispiel	Anwendung
Pro und Contra	Die Vor- und Nachteile einer Verhaltensänderung werden kurz- und langfristig abgewogen.	Kurzfristige Vorteile des Selbstverletzens, wie Spannungslinderung, Ablenkung oder Dissoziationsminderung werden langfristigen Nachteilen, wie Scham, reduziertem Selbstwert oder Narbenbildung, gegenübergestellt.	Wenn eine neue Verpflichtung eingeführt wird, sollten sich Patient:innen ausgiebig alle Vor- und Nachteile vor Augen führen.
Advocatus Diaboli	Einnahme der gegensätzlichen Position der/des Patient:in, um eine beherzte Zustimmung zu erzielen	»Aber wollen Sie wirklich immer auf das Trinken von Alkohol verzichten? Auch wenn Ihre Freunde alle trinken?«	Bei (zu) schwacher oder voreiliger Zustimmung der/des Patient:in zu einer Verhaltensänderung.

Problemlösestrategien: Verpflichtungsstrategien (Commitmentstrategien)

Fuß-in-der-Tür/ Tür-im-Gesicht	Fuß-in-der-Tür: Einer leicht zu erfüllenden Forderung folgen anspruchsvollere, bis die/der Therapeut:in beim gewünschten Abkommen angekommen ist. Tür-im-Gesicht: Eine sehr hohe/nicht erfüllbare Anforderung wird zuerst formuliert, dieser folgen Abstufungen, bis hin zur gewünschten Vereinbarung.	»Können Sie sich vorstellen, zunächst eine Woche auf Alkohol zu verzichten?« »Wie wäre es, wenn Sie Ihr ganzes Leben lang auf Alkohol verzichten würden?«	Bei Abkommen, die etwas mehr Verhandlungsspielraum beinhalten oder wenn kürzere Abschnitte eine höhere Verpflichtung darstellen (beim Verzicht auf Substanzkonsum kann ein zu langes Abstinenzabkommen demotivierend wirken).
Erinnerung an frühere Zustimmung	Eine vormals eingegangene Verpflichtung der/des Patient:in wird betont, um diese erneut zu festigen.	»Was hat Sie zu Beginn der Therapie dazu bewogen, das Schneiden einstellen zu wollen?«	Immer dann, wenn bereits eine Zustimmung zu einer Verhaltensänderung gegeben wurde und diese aktuell brüchig erscheint.
Betonung der freien Wahlmöglichkeiten	Der/dem Patient:in wird vor Augen geführt, dass sie/er aus freien Stücken eine Entscheidung getroffen hat bzw. treffen kann, die jeweiligen Konsequenzen werden dabei mit berücksichtigt.	»Natürlich können Sie sich dazu entscheiden, weiter Cannabis zu konsumieren. Sie können dann nur nicht mehr an unserer Therapie teilnehmen.«	Da die häufigste Konsequenz einer Wahl gegen die angebotenen Methoden im Verlust der therapeutischen Beziehung resultiert, eignet sich diese Strategie gut bei bereits etwas gefestigter Therapiebeziehung.
Anfeuern/ Cheerleading	Es wird betont, dass die/der Patient:in alles mitbringt, um die gesetzten Ziele zu erreichen.	»Sie haben schon so Vieles bewältigt, natürlich können Sie es schaffen, das Selbstverletzen einzustellen!«	Bei jeder Verhandlung zu einer neuen Verhaltensänderung oder wenn das Vertrauen in eine getroffene Verpflichtung schwindet.

INFO 30 • E

Veränderungstechniken: Kontingenzmanagement

Das Kontingenzmanagement in der DBT bezieht sich auf die Tatsache, dass jegliches Verhalten durch seine Konsequenzen gesteuert wird. Möchte man ein bestimmtes Verhalten verstärken oder möchte man, dass Patient:innen bestimmte Verhaltensweisen einstellen, sollte man also entsprechende Konsequenzen setzen. Es gibt bestimmte Situationen, die im Therapieprozess eintreten können, die die rasche Anwendung eines expliziten Kontingenzmanagements erforderlich machen:

(1) Das Auftreten des Verhaltens beeinträchtigt die Therapie anderer Patient:innen (z. B. ausgeprägte Dissoziationen auf Station, extreme Wutausbrüche im Gruppensetting).
(2) Die Grenzen der Therapeut:innen werden durch das Verhalten überschritten (z. B. Stalking oder Drohungen).
(3) Externe und schwer zu kontrollierende Konsequenzen steuern das Verhalten auf Patientenseite (z. B. eine Person aus dem nahen Umfeld reagiert in ungünstiger Weise auf Selbstverletzungen).
(4) Das Zeigen zielrelevanter Verhaltensweisen wird nicht belohnt oder sogar bestraft (z. B. wenn ein Patient durch das Einstellen von Substanzkonsum viele soziale Kontakte verliert und andere Belohnungen benötigt, um am Ball zu bleiben).

Für die Patient:innen transparent wird versucht, zielführendes Verhalten zu verstärken und dies im Verlauf der Entwicklung der Patient:innen anzupassen. Zum Beispiel wird eine Patientin, die Schwierigkeiten hat, pünktlich zur Therapie zu erscheinen, zu Beginn deutlich gelobt, wenn sie pünktlich kommt, hat sie es einige Wochen geschafft, lobt die Therapeutin nicht mehr explizit jedes pünktliche Erscheinen. Therapeut:innen versuchen möglichst wenig auf Verhalten zu reagieren, welches nicht zur Zielerreichung geeignet ist (anhaltende Selbstabwertungen, Klagen), um das Verhalten zu löschen. Wenn das Verhalten zunimmt oder sehr therapiegefährdendes Verhalten an den Tag gelegt wird, setzen Behandelnde aversive Konsequenzen, um das Verhalten zu reduzieren. Hierbei ist es wichtig, genau zu untersuchen, was von den Patient:innen tatsächlich als aversive oder angenehme Konsequenz empfunden wird. Auch sollten Therapeut:innen berücksichtigen, welche gewünschten Verhaltensweisen tatsächlich bereits im Verhaltensrepertoire der Patient:innen liegen (z. B.: Hat ein Patient überhaupt bereits die richtigen Skills erlernt, um im Gruppensetting angemessen aufzutreten?).

Welche Konsequenzen werden im Therapiekontext i. d. R. als angenehm erlebt? Häufiger Einsatz!	**Was wird im Therapiekontext i. d. R. als aversive Konsequenz erlebt? Nur im Notfall einsetzen!**
Lob	Tadel/Kritik
Ermutigung	Ausdruck von Enttäuschung
Lächeln, freundliche Gesten	Ausdruck von Ärger/Missbilligung
Zugewandte Körperhaltung	Distanzierte Haltung
Interesse	Desinteresse/Abwesenheit
Wärme	Entzug von Wärme
Kleine Geschenke	Bestrafungen, wie Ausfallhonorar bei Verpassen der Sitzung
Extrazeit-Angebot	Verkürzen der Stunde bei Zuspätkommen
Verlängerung der Behandlung bei Fortschritten	Therapiepause, wenn das Verhalten nicht stoppt, Beendigung der Behandlung

AB 6 • R

Selbstreflexion: Einsatz von Kontingenzmanagement

Bitte denken Sie an Ihre aktuellen Behandlungsverläufe.

Behandle ich derzeit Patient:innen, bei denen die Anwendung eines expliziten Kontingenzmanagements sinnvoll erscheinen könnte? Welche Verhaltensänderung möchte ich erreichen?

....

....

Wie möchte ich die Patient:innen über das Kontingenzmanagement informieren? Möchte ich es z. B. verschriftlichen?

....

....

Welche Konsequenzen würden die betreffenden Patient:innen als angenehm erleben? Welche als unangenehm?

....

....

Sind die Verhaltensänderungen, die ich durch das Kontingenzmanagement erzielen möchte, von den Patient:innen umsetzbar? Haben sie alle dafür notwendigen Verhaltensfertigkeiten? Falls nein, wie können diese erworben werden?

....

....

Sollte ich jemanden aus dem nahen Umfeld der Patient:innen in das Kontingenzmanagement miteinbeziehen? Wie kann verhindert werden, dass derjenige unbewusst ungünstiges Verhalten verstärkt? Was müsste derjenige tun, um zielführendes Verhalten zu verstärken?

....

....

Wie kann ich das Kontingenzmanagement anpassen, wenn bereits Zwischenziele erreicht wurden, um die Patient:innen bei der Stange zu halten?

....

....

Veränderungstechniken: Skillsaufbau

Im deutschsprachigen Raum werden die vier Skillsmodule, die von Linehan (1993) benannt wurden, noch um ein weiteres ergänzt (s. Bohus & Wolf, 2009):

(1) Achtsamkeit
(2) Stresstoleranz
(3) Umgang mit Gefühlen/Emotionsregulation
(4) Zwischenmenschliche Fertigkeiten
(5) Selbstwert (Jacob et al., 2006)

Der Skillserwerb findet bestenfalls im Rahmen einer ambulanten Skillsgruppe statt und wird innerhalb der Einzeltherapie auf den Alltag der Patient:innen angewandt. Ihnen wird vermittelt, die jeweiligen dem Modul entsprechenden Fertigkeiten je nach Anspannungsgrad einzusetzen. Skills aus dem Bereich der Stresstoleranz werden dementsprechend einem hohen Anspannungsbereich zugeordnet (»um sich runterzubringen«), währenddessen Fertigkeiten zur Erhöhung der Emotionsregulation oder zur Verbesserung zwischenmenschlicher Fertigkeiten einem mittleren Anspannungsbereich zugeteilt werden (um funktional mit dem Auslöser der Anspannung umgehen zu lernen). Um die eigene Anspannung überhaupt einschätzen zu können, benötigen Patient:innen grundsätzlich in jedem Anspannungsbereich eine erhöhte innere Achtsamkeit. Auch in einem niedrigen Anspannungsbereich kann diese hilfreich sein, um z. B. Gefühlen innerer Leere, die häufig bei niedriger Anspannung auftreten, mit Akzeptanz begegnen zu lernen. Grundsätzlich gilt jedoch, dass neue Fertigkeiten nur in einem angemessenen Anspannungsbereich erworben werden können und zunächst »trocken« geübt, d. h. unter niedriger Anspannung ausprobiert werden sollen.

Normalisierung der Skillsanwendung

Stellen Sie sich vor, Sie wären in einer Situation, in der Sie ziemlich unter Anspannung stehen. Dies könnte z. B. der erste Arbeitstag an einer neuen Stelle, die Notwendigkeit, ein ganzes Wochenende alleine die kleinen Kinder versorgen zu müssen oder eine Familienfeier mit unliebsamen Angehörigen sein. Im Gegensatz zu Borderline-Patient:innen besitzen Sie vermutlich ein breites Repertoire an Skills, die Sie unbewusst einsetzen, um Ihre Anspannung und ausgelösten Gefühle zu regulieren. Sie werden sich vielleicht kleine Pausen verschaffen, um durchzuatmen. Oder Sie flüchten sich ins Badezimmer, um sich kaltes Wasser über die Handgelenke laufen zu lassen. Oder Sie telefonieren zwischendurch mit einer Freundin, um sich zu entlasten. Diese Verhaltensweisen stellen allesamt Skills dar und sollten den Patient:innen gegenüber als Beispiele genannt werden, um den Einsatz von gezielten Fertigkeiten zur Verbesserung der Regulationsfähigkeit zu normalisieren.

Beispiel • Skillsanwendung

Eine Patientin, die regelmäßige Selbstverletzungen unter hoher Anspannung erlebt, sollte (nach der Entsorgung von Schneidewerkzeugen) zunächst darin geschult werden, ihre Anspannung einschätzen zu lernen. Hierfür können z. B. Anspannungsprotokolle verwendet werden, auf denen die Patientin zu festgelegten Zeitpunkten (z. B. stündlich) ihre Anspannung dokumentiert. Gerät sie unter hohe Spannung, sollen zunächst Strategien aus dem Bereich der Stresstoleranz eingesetzt werden: Schnelles Gehen oder den Kopf in kaltes Wasser tauchen können helfen, über die körperlichen Veränderungen die Anspannung zu senken. Wichtig ist hierbei, dass die Patientin nicht nur bei der Anwendung der kurzfristig hilfreichen Stresstoleranzfertigkeiten verweilt, sondern nach und nach lernt, sich auch mit den Auslösern der Anspannungsanstiege auseinanderzusetzen. Hierfür benötigt sie u. a. Skills aus dem Bereich der Emotionsregulation, um zu analysieren, welche Gefühle ausgelöst wurden und ob das Umsetzen des von dem Gefühl ausgelösten Verhaltensimpulses auch langfristig hilfreich erlebt wird. Oder sie sollte ihre Kommunikationsfähigkeiten mittels des Erwerbs von zwischenmenschlichen Fertigkeiten verbessern, um z. B. dem sozialen Umfeld eigene Bedürfnisse mitzuteilen, anstatt diese nur durch besorgniserregendes Verhalten äußern zu können.

Fertigkeiten aus dem Bereich der Achtsamkeit können hilfreich sein, um z. B. die Veränderung des Atems und der Körperspannung unter Anspannung beobachten zu können oder auslösende Gefühle überhaupt bemerken zu können. Im weiteren Verlauf der Therapie können Skills zur Verbesserung des Selbstwerts eingesetzt werden, um dysfunktionale Schemata zu modifizieren und durch günstigere Selbstbewertungen zu ersetzen oder sich selbstfürsorglicher zu verhalten.

Skillsgruppe

Wie beschrieben ist die Skillsgruppe im amerikanischen Original (Linehan, 2016) als ambulante Gruppe definiert, die i. d. R. wöchentlich für etwa 2,5 Stunden über ein Jahr mit 6 bis 8 Teilnehmenden und zwei Trainer:innen stattfindet. Die Module werden in einem festgelegten Curriculum durchlaufen. Beiden Trainer:innen kommen hierbei unterschiedliche Funktionen zu, während die/der sog. Haupttrainer:in neue Inhalte vermittelt, beobachtet die/der Co-Trainer:in die Teilnehmenden, um z. B. erhöhte Anspannung oder Ablenkungen identifizieren und diesen begegnen zu können. Diese Rollen sollten im Verlauf des Skillsgruppencurriculums – wenn es der Kompetenzstand der Trainer:innen zulässt – gewechselt werden. Die dialektische Wippe wird vor allem bei drohenden Machtkämpfen zwischen Haupttrainer:in und einzelnen Patient:innen beachtet: Gibt es Konflikte, steht also der/die Haupttrainer:in deutlich auf der Seite der Veränderung, greift die/der Co-Trainer:in ein und repräsentiert die Seite der Akzeptanz, indem die/der Patient:in validiert wird.

Dialektische Wippe im Skillstraining beachten

T1: Frau B., haben Sie Ihre Hausaufgaben erledigt? Können Sie diese vorstellen?

P: Ich hab's nicht geschafft die Woche. Sorry!

T1: Mensch, das war letzte Woche doch auch schon der Fall?! So werden Sie nicht von der Gruppe profitieren!

P: Dann kann ich ja auch direkt wieder gehen!!

T2: Oh, ich glaube, Sie haben sich grad richtig angegriffen gefühlt, oder? Was war denn los, dass Sie die Hausaufgaben nicht geschafft haben?

P: Ich war die ganze Woche alleine mit meiner Tochter zuhause, weil die krank war. Und hab mir die Beine ausgerissen, um überhaupt hier sein zu können!!

T2: Und dann schimpfen wir auch noch, weil Sie die Hausaufgaben nicht gemacht haben?

P: Ja.

T2: Wir wollen Sie nicht verärgern, sondern nur erreichen, dass Sie mehr Skills lernen, um in Stresszeiten wie diesen etwas besser den Kopf über Wasser zu halten. Wie können wir denn beides unter einen Hut bekommen? Also dass Sie sich zumindest ein bisschen außerhalb der Gruppe mit den Skills zu befassen?

Veränderungstechniken: Skillsaufbau

P: Ich könnte versuchen, einen Zug früher zu nehmen, und vor der Gruppe die Hausaufgaben machen.

T2: Das klingt super! Schön, dass Sie so kompromissbereit sind.

Das Skillstraining folgt einem vorgeschriebenen Ablauf:
(1) Durchführung einer einleitenden Achtsamkeitsübung
(2) Besprechung der Hausaufgaben der letzten Sitzung
(3) Pause
(4) Vermittlung neuer Inhalte
(5) Neue Hausaufgaben werden aufgegeben
(6) Abschließende Achtsamkeitsübung

INFO 32 • E

Strukturelle Strategien: Sitzungseröffnung, Zielarbeit und Sitzungsbeendigung

Der Ablauf der DBT-Einzeltherapiesitzung spiegelt die grundlegenden Prinzipien der gesamten Behandlungsstruktur wider und beachtet zugrundeliegende Verstärkungsmechanismen. Der Fokus der Sitzung wird entsprechend der grundlegenden DBT-Hierarchie und gemäß der jeweiligen Therapiephase gewählt. Eingebettet wird diese Arbeit an den Therapiezielen durch bestimmte Eröffnungs- und Abschlussstrategien.

Eröffnungs-strategie	(1) Warme und herzliche Begrüßung der/des Patient:in
	(2) Beachtung des momentanen emotionalen Zustands oder der therapeutischen Beziehung (a) Ist die/der Patient:in zu angespannt, um sich auf die Sitzung zu konzentrieren? (b) Wirkt sie/er so, als hätte er/sie etwas auf dem Herzen? (c) Liegen offensichtlich andere nicht zu ignorierende Gefühle vor, z. B. starker Ärger oder Traurigkeit? (d) Ist unsere Therapiebeziehung zu angespannt, um an den Therapiezielen zu arbeiten?
Zielstrategien	(3) Erfragen der Diary Card und Markierung von Fortschritten seit dem letzten Kontakt (a) Welche Fortschritte zeigen sich auf der Diary Card? (b) Sollte die Diary Card nicht vorliegen, welche Fortschritte lassen sich mündlich erheben? (c) Gab es Fortschritte bei den Hausaufgaben?
	(4) Erstellen einer Agenda unter Berücksichtigung der Therapiephasen (a) Auswahl des Fokus der Sitzung (b) Berücksichtigung anderer Therapieelemente (z. B. Skillsgruppe, Telefoncoaching) (c) Erfragen und Vermerken von Themenwünschen oder Anliegen der/des Patient:in
Beendigungs-strategien	(5) Sensibles Abschließen der Sitzung (a) Vereinbarung von Therapieaufgaben (b) Kurze Zusammenfassung der wichtigsten Inhalte (c) Bei erhöhter Belastung kurze ruhige Abschlussübung (»wind down«)

Sofern keine erheblichen Belastungen der therapeutischen Beziehung oder interferierende emotionale Zustände auf Patientenseite vorliegen, sollten die Eröffnungsstrategien und das Erstellen der Sitzungsagenda 10 Minuten nicht überschreiten. Je nach Verfassung der/des Patient:in und Sensibilität der besprochenen Inhalte entscheiden Therapeut:innen, wie viel Zeit für die Beendigungsstrategien verwendet wird. Da i. d. R. im ambulanten Setting noch organisatorische Inhalte beachtet werden müssen (z. B. die Vereinbarung weiterer Termine), sollte die Zeit zum Abschließen der Sitzung nicht zu knapp bemessen werden.

INFO 33 • E

Spezielle Behandlungsstrategien: Telefonstrategien

Linehan (1993) sieht in der Durchführung von Telefoncoaching eine Möglichkeit, dem hohen Unterstützungsbedarf von Borderline-Patient:innen zwischen den wöchentlichen Sitzungsterminen gerecht zu werden. Ihrer Erfahrung nach – und dies deckt sich mit einem häufig zu beobachtenden Bild im klinischen Alltag – gibt es eine Dichotomie der Anrufhäufigkeit von Borderline-Betroffenen: Entweder viel zu oft oder viel zu selten. Die häufigste Antwort auf die Frage nach Gründen für einen ausbleibenden Anruf in einer Notsituation lautet: »Ich wusste nicht, ob es wichtig genug ist, Sie zu stören.«

Um die Auftretensfrequenz zielgerichteter Anrufe zu erhöhen, sollten Borderline-Patient:innen bereits beim Vorstellen des Therapievertrags …

(1) … über erwünschte Anrufe informiert werden:
  (a) zur Einforderung eines konkreten Coachings in Krisen (keine Therapie am Telefon!)
  (b) zur Klärung einer Störung der therapeutischen Beziehung

(2) … darüber informiert werden, wann Anrufe nicht hilfreich sind:
  (a) innerhalb von 24h nach einem parasuizidalen Verhalten
  (b) innerhalb von 24h nach einem zuvor als Problemverhalten definiertem Verhalten (z. B. Wutausbrüche, Substanzkonsum)

(3) … eine Aufklärung über allgemeine Regeln der Telefonberatung erhalten:
  (a) zeitliche Verfügbarkeiten der/des Therapeut:in
  (b) maximale Dauer des Telefonats (10 Minuten)
  (c) Nachbereitung des Anrufs in der folgenden Einzelsitzung

Wichtig • Vorgehen bei zu hoher oder zu niedriger Anruffrequenz

Entgegen der häufig geäußerten Befürchtung von Kolleg:innen ist die Gruppe derjenigen Borderline-Patient:innen, die das Coaching zu oft in Anspruch nehmen, sehr viel kleiner als die Gruppe derjenigen, welche es zu selten in Anspruch nehmen. Überschreitet dennoch ein:e Patient:in durch zu häufige oder unangemessene Anrufe die Grenzen, sollte dies klar kommuniziert werden und als therapiestörendes Verhalten definiert werden. Gelingt es weiterhin nicht, die Anruffrequenz zu reduzieren oder Telefonkontakte angemessen zu gestalten, sollten im Sinne des Kontingenzmanagements aversive Konsequenzen eingesetzt werden. Im Extremfall kann über das angekündigte Blockieren der Nummer der/des Patient:in zeitlich begrenzt die Möglichkeit entzogen werden, Sie telefonisch zu kontaktieren. Hierbei sollte jedoch bedacht werden, dass es eine Möglichkeit geben sollte, z. B. Absagen von Sitzungen zu kommunizieren. In der Gruppe der sich vor Anrufen scheuenden Patient:innen können Anrufe zu festgelegten Zeitpunkten geübt werden, um die Hürde, im Notfall anzurufen, etwas zu senken. Cheerleading und Loben für erfolgte Kontaktierungen sollte als häufige Strategie in dieser Gruppe eingesetzt werden!

Spezielle Behandlungsstrategien: Telefonstrategien

Ablauf der Telefonberatung

(1) Freundliche und wertschätzende Annahme des Anrufs

(2) Erfragen des Anlasses des Anrufs
   (a) Wo sind Sie?
   (b) Was ist passiert? (grobe Schilderung erfragen)
   (c) Wie hoch wird die aktuelle Anspannung eingeschätzt? Welche drängenden Gefühle sind vorhanden?

(3) Beachten von möglichen Risikofaktoren
   (a) Befindet sich die/der Patient:in in einer gefährlichen Umgebung (z. B. bei drängenden Suizidgedanken am Bahnhof)?
   (b) Hat die/der Patient:in Mittel zur Umsetzung riskanter Verhaltensweisen in unmittelbarer Nähe? (z. B. Rasierklingen, Tabletten)

(4) Validierung der aktuellen Notlage und der ausgelösten Emotionen

(5) Erfragen bereits angewandter Strategien
   (a) Welche Skills wurden bereits eingesetzt?
   (b) Welche Auswirkungen auf die Anspannung hatten diese?

(6) Konkretes Skillscoaching
   (a) Wichtig: Bei vorliegenden Risikofaktoren sollte zunächst angeleitet werden, die Mittel zu entsorgen bzw. eine sichere Umgebung aufzusuchen
   (b) Auf Fertigkeiten konzentriertes direktives Coaching der/dem Patient:in bekannter Fertigkeiten

(7) Klärung der Bereitschaft die vorgeschlagenen Lösungen umzusetzen

(8) Erfragen der aktuellen Anspannung

(9) Angebot einer erneuten Beratung bei Fortbestand der Notlage oder Auftreten weiterer Hindernisse

Tipp

Beenden Sie kein Telefonat mit den Worten: »Melden Sie sich später nochmal, wenn es Ihnen besser geht!« Borderline-Patient:innen tendieren dazu, nach einer Krise Gedanken an diese zu verdrängen. Vor Erleichterung wieder Boden unter den Füßen zu spüren, würden Patient:innen diese getroffene Vereinbarung vergessen und Therapeut:innen damit unbewusst ins Grübeln bringen. Diese würden wohl den Rest des Tages damit verbringen sich zu fragen, warum sich nicht mehr gemeldet wurde und andere Gründe hinter dem Schweigen vermuten (Verschlimmerung der Krise, Suizidalität).

7 FAQ

Die oft herausfordernde Symptomatik der Patient:innen mit einer Borderline-Persönlichkeitsstörung, die häufig anamnestisch Suizidversuche aufweisen und/oder selbstschädigende Verhaltensweisen zeigen, kann bei vielen Therapeut:innen Unbehagen auslösen. Dieses Unbehagen ist vielmals die Ursache für die klinisch beobachtbare häufige Ablehnung dieser Patientengruppe durch ambulante Behandelnde. Um diese Bedenken ernst zu nehmen und Vorbehalte zu reduzieren, werden mögliche Fragen, z. B. zum Umgang mit Verhaltenskontrollproblemen oder anhaltenden Suizidgedanken von Patient:innen, in den Materialien dieses Kapitels beantwortet. Betont wird hierbei die wichtige Funktion des DBT-Teams, z. B. als Feuerwehr bei Überlastungsanzeichen von Therapeut:innen oder als Austauschplattform bei Kompetenzdefiziten. Die Besprechung der Patient:innen im Team wird exemplarisch dargestellt.

Erläuterung der Materialien dieses Kapitels

INFO 34 FAQ zur Bewältigung herausfordernder Therapiesituationen
Häufig gestellte Fragen zu von Therapeut:innen befürchteten Situationen in der DBT-Behandlung werden auf diesem Informationsblatt behandelt.

INFO 35 FAQ zum Schutz vor Überlastung
Aspekte zum Umgang mit Überlastungsgefahren und Strategien der Psychohygiene in der DBT werden näher beleuchtet. Insbesondere wird auf die stützende Rolle des DBT-Teams eingegangen.

AB 7 Selbstreflexion: Umgang mit Überlastungsanzeichen
Diese Selbstreflexion soll dabei unterstützen, Überlastungsanzeichen genauer auszuwerten und Lösungsansätze zu bieten.

INFO 34 • E

FAQ zur Bewältigung herausfordernder Therapiesituationen

Bitte nehmen Sie sich einen Moment Zeit und überlegen Sie, welche Therapiesituationen für Sie momentan eine Gefährdung der therapeutischen Beziehung oder des Therapieverlaufs darstellen oder welche Sie bei Aufnahme einer DBT-Behandlung befürchten würden. Bitte machen Sie sich ein paar Notizen, ehe Sie weiterlesen:

Im kommenden Abschnitt werden häufig gestellte Fragen (FAQ) zum Umgang mit einigen schwierigen Therapiesituationen benannt und ausführlich behandelt.

Was mache ich, wenn sich Patient:innen nicht auf den Therapie-Vertrag einlassen können?
Zunächst sollte eine ausführliche Klärung erfolgen, welche Bedenken von Patientenseite bestehen. Oft haben sehr gewissenhafte Patient:innen Schwierigkeiten, einen Vertrag einzugehen, der eine Verpflichtung für einen längeren Zeitraum darstellt. Sie befürchten dann, Behandelnde durch vermeintlichen »Vertragsbruch« zu enttäuschen. Dies sollte zunächst validiert werden (»Ich finde es richtig toll, dass Sie nur etwas zusichern wollen, von dem Sie sich zutrauen, es auch einzuhalten. Auf Sie kann man sich verlassen«). Im nächsten Schritt sollte gemeinsam abgewogen werden, ob Änderungen im Vertrag eine Zustimmung ermöglichen würden. Eine mögliche Änderung könnte z. B. die zeitliche Dauer betreffen. Hier könnten die Vereinbarungen an die Bewilligungsschritte der ambulanten Psychotherapie gekoppelt werden. Therapeut:innen dürfen dann nur nicht vergessen, erneut in Verhandlung zu treten, wenn ein Bewilligungsabschnitt sich dem Ende neigt. Weitere inhaltliche Veränderungen könnten auch grundlegende Ziele behandeln: Eine Patientin ist beispielsweise zwar bereit, an hochrangigem selbstverletzendem Verhalten, dem Trinken von Essig-Essenz, zu arbeiten, nicht aber an oberflächlichen Kratzern, die sie sich zur Spannungslinderung zufügt. Hierbei ist die eigene Intuition gefragt. Bin ich bereit dazu, mich auf diese »abgespeckte« Version einzulassen? Eigene Befürchtungen sollten transparent gemacht werden. Sollte es auch mit Anwendung sämtlicher Commitmentstrategien zu keiner Einigung kommen und ein Einlassen auf Anpassungswünsche auf Patientenseite würde von therapeutischer Seite als nicht hilfreich oder gar zu gefährlich wahrgenommen, erfolgt eine abgesprochene Bedenkzeit (Time-out), um Patient:innen die Möglichkeit zu geben, den Entschluss zu überdenken. Findet sich auch dann keine Einigung, kann keine Therapie angeboten werden, die Option einer erneuten Kontaktaufnahme unter anderen Bedingungen sollte aber gewährt werden.

Was tue ich, wenn Patient:innen sehr viele verschiedene problematische Verhaltensweisen zeigen?
Zu Beginn einer Behandlung kommt es Therapeut:innen oft vor, als würden sie versuchen, mehr als 10 Löcher in einem mit Wasser gefüllten Ballon mit den Fingern verschließen zu wollen. Versucht man alle Löcher gleichzeitig zu bedecken, ist dies nicht möglich, löse ich einen Finger, fließt Wasser hinaus. Im Falle vieler Problembereiche (Löcher) hilft es nur, zu Beginn zu sortieren und eine Hierarchie aufzustellen. Es wird nach Gefährlichkeit entschieden, welchem Bereich wir uns zuerst zuwenden (welches Loch wir erfolgreich versuchen zu flicken). Das fühlt sich für beide Seiten oft ziemlich frustrierend an und sollte daher offen besprochen und der ausgelöste Frust validiert werden. Im Falle einer Patientin mit Diabetes müssen wir uns z. B. erst um die Verbesserung des Ernährungsmanagements kümmern, um lebensgefährliche Unterzuckerungen zu vermeiden, bevor wir uns oberflächlichen Selbstverletzungen, impulsivem Bestellen von Kleidung oder einer destruktiven Paarbeziehung widmen können.

FAQ zur Bewältigung herausfordernder Therapiesituationen

Die Einhaltung der Hierarchie wird von Patient:innen aber oft als anspornend erlebt, hochrangigeres Problemverhalten zugunsten der Widmung der anderen Problembereiche einstellen zu lernen.

Wie gehe ich mit anhaltenden Suizidgedanken um?
Häufig verzeichnen Patient:innen langanhaltend hohe Werte bei Suizidgedanken auf ihrer Tagebuchkarte. Wichtig ist hierbei zunächst zu klären, ob es sich tatsächlich um Suizidgedanken handelt. In einer Vielzahl der Fälle werden bei genauer Nachfrage eher lebensmüde Gedanken oder Gedanken berichtet, die Ausdruck von emotionalem Leid darstellen (»Ich mag nicht mehr«, »Alles ist zu anstrengend«). Sollte dies der Fall sein, ist eine wertschätzende und umsichtige Aufklärung über die Unterscheidung zwischen tatsächlichen Suizidgedanken (»Ich könnte vor einen Zug springen«) im Gegensatz zu den beschriebenen Gedanken hilfreich. Unbedingt zu vermeiden ist, dass Patient:innen sich dadurch nicht ernstgenommen fühlen oder das Gefühl bekommen, ihr Leid sei nicht wichtig genug. Daher sollten auch hohe Eintragungen bei Not/Elend immer aufgegriffen und angemessen exploriert und validiert werden. Ergeben sich bei der Exploration im tatsächlichen Sinne anhaltende Suizidgedanken, sollte immer wieder die Absprachefähigkeit überprüft werden und an die Verpflichtung, alles daran zu setzen, keinen Suizidversuch zu machen, erinnert werden. Bei bestehendem Commitment und gegebener Absprachefähigkeit hilft die Betonung des dialektischen Umgangs mit Suizidgedanken: Akzeptanz für deren Auftreten üben, gleichzeitig nicht zum Tee einladen. Zur Akzeptanzerhöhung kann es auch hilfreich seien, die Gedanken zu normalisieren (»In jeder Krise haben Sie bislang an Suizid als Option gedacht, da ist es doch verständlich, dass die Gedanken auftauchen, wenn Sie Streit mit Ihrem Freund hatten«) und diesen gleichzeitig die Macht zu entziehen (»Gehen wir mal davon aus, dass diese Gedanken Ihnen nur sagen wollen, es gäbe noch einen einfacheren Weg, und Ihnen das aktuelle Leid ersparen wollen, womit könnten wir sie dennoch leiser stellen?«).

Wie verhalte ich mich, wenn Patient:innen dennoch einen Suizidversuch verüben?
Auch wenn Linehan (1993) dies nicht explizit als Abbruchgrund einer DBT-Behandlung formuliert hat, stellt ein Suizidversuch während einer laufenden DBT-Behandlung für die meisten DBT-Therapeut:innen das Überschreiten der roten Linie dar. In jedem Fall sollte dennoch nach einem Suizidversuch eine Klärung der auslösenden Bedingungen in Form einer Verhaltensanalyse angeboten werden. Wenn für Therapeut:innen eine Weiterbehandlung ausgeschlossen ist, sollte dies jedoch vor diesem Termin bereits deutlich kommuniziert werden, um keine falschen Hoffnungen zu wecken. Eine nahtlose Weiterbehandlung nach einem Suizidversuch könnte erfolgen, wenn z. B. Umstände vorlagen, für die Patient:innen entweder noch keine Bewältigungsmöglichkeiten besaßen, da sie am Anfang der Behandlung waren oder extreme Umstände vorlagen, deren Wiederauftretenswahrscheinlichkeit nahezu ausgeschlossen ist. Auch kann die Ernsthaftigkeit und Gefährlichkeit des Versuchs eine Rolle bei der Frage spielen, ob eine nahtlose Weiterbehandlung möglich erscheint. In jedem Fall sollte dies im Team besprochen werden und der/dem Patient:in die Gefährdung der therapeutischen Beziehung und der gesamten Behandlung deutlich gemacht werden. Eine günstige Option kann auch das Einlegen einer Therapiepause für einen festgelegten Zeitraum darstellen. Für diesen Zeitraum sollten konkrete Aufgaben vereinbart werden, etwa die nachhaltigere Arbeit an der Reduktion von suizidalen Verhaltensweisen. Nach Ablauf der Therapiepause können Betroffene auch im Team vorstellig werden und alle Behandelnden entscheiden gemeinsam über die Option der Wiederaufnahme.

FAQ zur Bewältigung herausfordernder Therapiesituationen

Wie gehe ich damit um, wenn Patient:innen meine Grenzen überschreiten?
Zunächst sollte das Verhalten klar beschrieben werden (z. B. »Androhen von Suizid in der Sitzung«, »zu häufiges Kontaktieren außerhalb der Sitzungen« oder »Lautwerden in der Sitzung und Türenknallen beim Verlassen des Raumes«). Im zweiten Schritt sollten Behandelnde definieren, was durch das Verhalten der Patient:innen bei ihnen ausgelöst wird (z. B. starke Sorge, Angst, Ärger) und wie sich dies auf den therapeutischen Prozess auswirkt (»traue mich nicht hohe Anforderungen zu stellen oder Kritik zu äußern«, »biete zu viele Angebote an, um einen Suizidversuch abzuwenden«, »wünsche mir jedes Mal, der Patient würde absagen«). Beides sollte unbedingt zurückgemeldet werden: »Wenn Sie in der Sitzung laut werden und türenschlagend den Raum verlassen, wenn ich kritische Punkte anspreche, ängstigt mich Ihr Verhalten und bin schon vor unserer nächsten Sitzung angespannt. Es kann dann vorkommen, dass ich Ihnen keine ehrliche Rückmeldung mehr gebe, weil ich befürchte, wieder das beschriebene Verhalten auszulösen. Möchten Sie das? Dass ich Ihnen wichtige Punkte nicht mehr rückmelde, aus Sorge, Sie wieder zu verärgern?« Üblicherweise lässt sich auf diesem Wege ein zuverlässiges Commitment zur Arbeit an dem grenzüberschreitenden Verhalten herstellen. Sollte es dennoch nicht möglich sein, das Verhalten zu ändern, oder sollte das grenzüberschreitende Verhalten Ihre Grenzen derart verletzen, dass eine Weiterarbeit bei Fortbestand ausgeschlossen ist, muss dies klar kommuniziert und die Behandlung (mit oder ohne Option auf Wiederaufnahme) zum jetzigen Zeitpunkt beendet werden.

FAQ zum Schutz vor Überlastung

Bitte nehmen Sie sich einen Moment Zeit, um sich die letzten Wochen zu vergegenwärtigen. Gab es in dieser Zeit Anzeichen einer Überlastung? Bitte benennen Sie Strategien, die Sie bereits in Ihrem täglichen therapeutischen Arbeitsalltag umsetzen, um sich vor Überlastung zu schützen:

....

....

Im kommenden Abschnitt werden häufig gestellte Fragen (FAQ) zum Schutz vor Überlastung in der DBT benannt und ausführlich behandelt.

Wenn ich für alle DBT-Patient:innen das Telefoncoaching anbiete, bekomme ich dann nicht ständig Anrufe, sogar wenn einzelne Patient:innen es nur angemessen nutzen?
Um Therapeut:innen vor Überlastung zu schützen, ist eine Begrenzung der Anzahl der DBT-Patient:innen, die sich gleichzeitig in der ersten Behandlungsphase befinden, also z. B. noch regelmäßig selbst verletzen und so zu Coachingzwecken in Krisen anrufen könnten, auf maximal drei sinnvoll. Parallel behandelte Patient:innen, die sich in späteren Behandlungsphasen befinden, werden zwar weiterhin ermutigt, das Telefoncoaching zu nutzen, erfahrungsgemäß gibt es hierzu jedoch deutlich weniger Anlässe und deren Anrufe sind i. d. R. mit deutlich weniger Belastung auf Therapeutenseite behaftet.

Was mache ich, wenn ich bemerke, dass mich die Symptomatik der Patient:innen selbst deutlich belastet, selbst wenn diese angemessen versuchen, es einzustellen?
Zum Umgang mit Überforderung durch die Anforderungen der Behandlung oder durch die teilweise sehr herausfordernde Symptomatik von Borderline-Patient:innen dient der Austausch mit anderen Behandelnden im DBT-Team. Wenn ein:e Therapeut:in Anzeichen von Überlastung bemerkt, so würde sie/er dies im Team offen kommunizieren. Es wird sogar explizit zu Beginn des Teams nach eigenem therapiestörendem Verhalten (z. B. nicht weiter wissen oder unbegründete Antipathie) und Anzeichen von Burn-out-Symptomatik (z. B. wünschte mir, die/der Patient:in käme nicht oder kann nicht mehr schlafen, weil ich mir so Sorgen mache) gefragt. Äußert ein:e Therapeut:in Anzeichen von Überlastung, wird sie/er zunächst gebeten, die Situation und das eigene Verhalten sowie das der/des Patient:in genau zu beschreiben. Ähnlich wie in der DBT-Behandlung wird versucht, einerseits Verständnis für Behandelnde zu zeigen, andererseits auch Unterstützung zur Problemlösung gegeben. Meist hilft in derartigen Situationen bereits die verhaltensnahe Beschreibung, um mehr Verständnis für die Problematik und die eigene belastende Reaktion auf das Verhalten zu erlangen. Sollten eigene belastende Lebensereignisse (z. B. das Aufwachsen mit einem suchtkranken Elternteil) der Grund dafür sein, dass der Umgang mit entsprechender Symptomatik der Betroffenen schwerer fällt, ist in der DBT auch die Inanspruchnahme von Einzelberatung in Form von Supervision vorgesehen.

Was wird in der DBT zum Schutz vor Überlastung für Therapeut:innen noch angeboten?
Auch hier spielt das Behandlungsteam eine entscheidende Rolle – es hilft Therapeut:innen z. B. dabei, die eigenen Grenzen achtsam im Blick zu behalten. So ist z. B. jeder Notfallkontakt »meldepflichtig«, d. h. dieser muss im folgenden Team berichtet werden. Teammitglieder können so auf eine zu häufige Nutzung des Coachings durch einzelne Patient:innen aufmerksam machen. Auch die Häufigkeit von hochrangigem Problemverhalten wird durch das Team mitbeobachtet, sollten Patient:innen ihr problematisches Verhalten nicht mithilfe der Skills reduzieren können, wird dies ein hochrangiges Team-An-

FAQ zum Schutz vor Überlastung

liegen. Auch das Verständnis einer gemeinsamen Behandlung von Patient:innen soll Therapeut:innen davor schützen, zu viel Verantwortung auf den eigenen Schultern zu tragen. Jedes Teammitglied ist für die Behandlung sämtlicher Patient:innen in der DBT verantwortlich, dies gilt bei Therapiefortschritten genauso wie bei Therapieabbrüchen. Die Verbesserung der eigenen Expertise wird ebenfalls im Team durch einen steten Austausch über neue Entwicklungen der DBT oder eine gezielte Schulung durch eine Teamleitung ermöglicht und schützt so zusätzlich vor dem Gefühl des Nichtweiterwissens.

Beispiel • Ablauf des DBT-Teams

Zu Beginn jedes DBT-Teams kann nach einer kurzen einleitenden Achtsamkeitsübung folgende Tabelle genutzt werden, um die Sitzung gemäß der DBT-Hierarchisierung zu strukturieren. Unter der/dem jeweiligen Therapeut:in wird dann das Kürzel für die/den entsprechende (Einzel-) Patient:in verzeichnet, auf die/den das Beschriebene zutrifft und eine kurze Gedächtnisstütze.

	Therapeut 1	Therapeut 2	Therapeut 3	Therapeut 4
Suizidales oder hochrangiges Selbstverletzendes Verhalten (SVV)			Frau B. (SVV)	
Notfallkontakte				Herr L.
Mangelnde Teilnahme	Frau M.			
Therapiestörendes Verhalten	Frau M. (unpünktlich)			
Anzeichen von Burn-out (0–5)	1	0	3	2
Verhaltenskontrollprobleme				
Gute Nachrichten	Frau N. (Job)	Herr B. (Abstinenz)		
Sonstiges			Skillsgruppe in D.	
Offene Aufgaben	Frau N. (Exposition)			
Neue Aufgaben			Frau B. (Absprache)	

Je nach Hochrangigkeit wird entsprechend der Tabelle mit der Besprechung begonnen. Es sollten jedoch unbedingt »gute Nachrichten« nicht außer Acht gelassen werden, um nicht zu defizitorientiert vorzugehen und die Dialektik zu wahren. Unter »Mangelnde Teilnahme« werden diejenigen Patient:innen benannt, die Gefahr laufen, vier Sitzungen in Folge oder mehr als die Hälfte der Zeit

FAQ zum Schutz vor Überlastung

zu verpassen und drohen, aus der Therapie ausgeschlossen zu werden. Als »therapiestörendes Verhalten« wird auch eigenes therapiestörendes Verhalten benannt. Als »Verhaltenskontrollprobleme« werden problematische Entlastungsstrategien, z. B. Substanzkonsum, Wutausbrüche oder riskante Sexualität benannt. Unter »Sonstiges« berichten Therapeut:innen z. B. neue Angebote für Gruppentherapien im Umfeld oder Erfahrungen aus stationären Aufenthalten ihrer Patient:innen. Offene Aufträge aus dem letzten Team (z. B. eine kleine Übung in die Sitzung mit einer sehr vermeidenden Patientin einzubauen) und sich neu ergebende Aufträge (z. B. mit einer Patientin eine Absprache zur vertieften Arbeit am selbstverletzenden Verhalten zu treffen) werden ebenfalls verzeichnet.

Der zweite Teil des DBT-Teams ist der Fortbildung gewidmet, so können hier z. B. Neuerungen der DBT vertieft oder Fallvorstellungen durchgeführt werden.

Selbstreflexion: Umgang mit Überlastungsanzeichen

Bitte nehmen Sie sich einen Moment Zeit, um die letzten Wochen zu reflektieren. Sollte es in dieser Zeit Anzeichen einer Überlastung gegeben haben, dann vergegenwärtigen Sie sich diese Empfindungen und stellen sich die folgenden Fragen:

Beziehen sich die wahrgenommenen Überlastungsanzeichen auf Verhaltensweisen bestimmter Patient:innen? Falls ja, bitte beschreiben Sie zunächst das Verhalten der Patient:innen so konkret wie möglich sowie Ihre emotionale Reaktion auf das gezeigte Verhalten. Wie wirkt sich das Verhalten oder Ihre Reaktion auf den Therapieprozess aus?

....

....

....

....

Wie und wann kann ich meine Beobachtungen mit betreffenden Patient:innen teilen? Bitte beschreiben Sie genau, wie Sie es rückmelden möchten.

....

....

....

....

Trifft mich das Verhalten der Patient:innen an einer »wunden« Stelle, also berühren die Verhaltensweisen aktuelle Problembereiche in meinem Leben oder frühere schmerzhafte Erfahrungen? Um welche Erfahrungen oder aktuellen Umstände geht es genau?

....

....

....

....

Selbstreflexion: Umgang mit Überlastungsanzeichen

Wie möchte ich damit umgehen? Möchte ich Einzelsupervision, Selbsterfahrung oder eine andere Art der Beratung in Anspruch nehmen? Möchte ich mein Erleben mit der/dem Patient:in teilen?

....

....

....

....

Bezieht sich meine wahrgenommene Überlastung gar nicht auf das Verhalten von Patient:innen, sondern liegt es an anderen Aspekten meiner momentanen therapeutischen Tätigkeit? Bitte benennen Sie diese.

....

....

....

....

Welche Möglichkeiten habe ich, diesen zu begegnen? Welche Aspekte möchte ich versuchen akzeptieren zu lernen, welche möchte ich versuchen zu verändern?

....

....

....

....

II DBT im Einsatz

8 Beispieldialoge und Hilfestellungen

Die Informations- und Arbeitsblätter dieses Kapitels bringen Ihnen durch Beispieldialoge die Phasen einer DBT-Behandlung in ihrer Umsetzung im klinischen Alltag näher. Typische Situationen und Inhalte jeder Behandlungsphase werden aufgegriffen. Begonnen wird bei der Vorbereitung der Behandlung, der sogenannten Phase 0, in welcher zunächst ausführlich die Symptomatik der Patient:innen erfasst wird, bevor über die Anforderungen der Behandlung aufgeklärt und gemeinsam ein Störungsmodell in Anlehnung an die Biosoziale Theorie entwickelt wird. Die erste Behandlungsphase (Phase 1), welche sich der Bearbeitung der hochrangigsten Behandlungsziele (z. B. der Reduktion von gefährlichem selbstverletzendem Verhalten) widmet, ist geprägt durch die Erstellung von Verhaltensanalysen. Diese werden in der DBT bevorzugt mit der Technik der Kettenanalyse erhoben. Eine genaue Beschreibung des Vorgehens findet sich bei Linehan (2016, S. 153ff). Sie finden in den Materialien dieses Kapitels einen Beispieldialog zur Erhebung der Kettenanalyse und ein Arbeitsblatt, welches Sie zur Erfassung nutzen können. Phasenübergreifend wird Patient:innen in der DBT eine telefonische Krisenberatung nach bestimmten Vorgaben angeboten. Ein Beispieldialog soll Ihnen das Vorgehen erläutern. Da jede noch so effektive Behandlung Commitmentschwankungen beinhalten kann, bekommen Sie außerdem die verstärkte Fokussierung auf eine Festigung der Therapieverpflichtung exemplarisch dargelegt. Um die Anwendung dialektischer Strategien in der zweiten Behandlungsphase zu verdeutlichen, wird der Umgang mit hoher Ambivalenz einer Patientin im partnerschaftlichen Kontext mithilfe des Skills Wise Mind dargestellt. Die Bearbeitung der dysfunktionalen und oft handlungsleitenden Grundannahmen von Patient:innen (z. B. »Ich bin alleine nicht überlebensfähig«) beginnt implizit meist bereits in früheren Therapieabschnitten, exemplarisch werden diese innerhalb der letzten beiden Therapiephasen bearbeitet. Hierzu beinhaltet ein Beispieldialog die Einführung geeigneter Strategien und Fertigkeiten. Die Bearbeitung nachhaltiger Selbstwertproblematik ist Inhalt der Behandlungsphase 3. Oft zeigt sich diese im Alltag von Borderline-Patient:innen durch anhaltende Missachtung eigener körperlicher Befindlichkeiten und mangelnde Selbstfürsorge. Wie dieser Problematik begegnet werden kann, stellt den Abschluss des Kapitels dar.

Erläuterung der Materialien dieses Kapitels

INFO 36 Erhebung der Problembereiche: Beispieldialog
Dieses Informationsblatt veranschaulicht die Exploration der hochrangigsten Verhaltenskontrollprobleme bei Behandlungsaufnahme anhand eines Beispieldialogs und verdeutlicht die wichtigsten Aspekte.

INFO 37 Aufklärung über die DBT-Behandlung: Beispieldialog
Es wird dargelegt, wie eine Patientin über die DBT-Behandlung aufgeklärt wird und welche Informationen zu Beginn essenziell sind.

INFO 38 Vermittlung von Hintergründen zum Störungsbild: Beispieldialog
Die Einführung des Biosozialen Modells zur Entstehung einer Borderline-Persönlichkeitsstörung wird in einem beispielhaften Patientendialog dargestellt.

AB 8 Hilfestellung zur Erarbeitung der individuellen Biosozialen Theorie
Dieses Arbeitsblatt bietet eine Hilfestellung zur individuellen Erarbeitung der Biosozialen Theorie gemeinsam mit den Patient:innen. Es stellt eine mögliche Erweiterung des Modells von Linehan (1993) dar und bildet Auswirkungen der Affektregulationsstörung auf Verhaltensebene, auf die soziale Umwelt, auf die Selbstwahrnehmung und Wechselwirkungen derselbigen ab.

INFO 39 Erhebung einer Kettenanalyse: Beispieldialog
Dieses Informationsblatt veranschaulicht die Exploration einer Selbstverletzung im ersten Behandlungsabschnitt mit der Technik der Kettenanalyse an einem Fallbeispiel.

AB 9 Hilfestellung zur Erhebung einer Kettenanalyse
Dieses Arbeitsblatt kann von Therapeut:innen während der Erhebung der Kettenanalyse genutzt werden, um alle relevanten Kettenglieder in Form von Ereignissen, Gedanken, Gefühlen etc. abzubilden und zur Erarbeitung von Lösungsanalyse, Präventionsstrategien und Wiedergutmachung eingesetzt werden.

INFO 40 Durchführung des Telefoncoachings: Beispieldialog
An einem Fallbeispiel wird die exemplarische Durchführung des Telefoncoachings gezeigt und es werden Tipps zur reibungslosen Umsetzung vermittelt.

INFO 41 Umgang mit Rückfällen und Commitmentschwankungen: Beispieldialog
Der Umgang mit Stagnation und Rückschritten in der Behandlung und die Erhöhung des Commitments werden an einem Fallbeispiel exemplarisch dargelegt.

INFO 42 Vermittlung dialektischer Denk- und Verhaltensweisen: Beispieldialog
Anhand eines Beispieldialogs wird die Einführung des Skills Wise Mind als eine der Dialektischen Strategien gezeigt.

AB 10 Selbstreflexion: Eigene dialektische Denk- und Verhaltensweisen betrachten
Dieses Arbeitsblatt soll Therapeut:innen darin unterstützen, sich den eigenen Umgang mit Ambivalenzen vor Augen zu führen. Es soll das Bewusstsein dafür schärfen, dass das Erlernen einer dialektischen Haltung Zeit und Geduld benötigt.

INFO 43 Bearbeitung dysfunktionaler Grundannahmen: Beispieldialog
Die Bearbeitung dysfunktionaler Grundannahmen wird unter Zuhilfenahme der Skills »Vorsicht Falle« und »Glaubensätze überprüfen« (vgl. Bohus & Wolf, 2009) an einem Beispiel dargestellt.

INFO 44 Verbesserung der Selbstfürsorge: Beispieldialog
Der Umgang mit typischen Hindernissen bei der Anwendung selbstfürsorglicher Strategien wird an einem exemplarischen Patientendialog dargelegt.

Erhebung der Problembereiche: Beispieldialog

Eine Patientin kommt zum Erstgespräch in die Praxis, sie wünscht sich eine DBT-Behandlung und ist bereits in einem vorangegangenen stationären Aufenthalt mit einer Borderline-Persönlichkeitsstörung vordiagnostiziert worden. Sie berichtete in einem vorangegangenen Telefonat kurz über ihre Symptomatik, die im Folgenden näher exploriert wird. Begonnen wird hierbei bei den hochrangigsten problematischen Verhaltensweisen.

Erarbeitung

T: Nachdem wir ja bereits kurz telefoniert haben, ist es sehr schön, Sie jetzt persönlich kennenzulernen.

P: Ich freue mich auch, dass es jetzt geklappt hat, ich habe ja sehr lange nach einer Therapeutin gesucht.

T: Das glaube ich Ihnen, es ist aktuell nicht so leicht, einen Therapieplatz zu finden. Umso schöner, dass es jetzt geklappt hat. Wir haben ja bereits am Telefon über Ihre Diagnose gesprochen und Sie sagten mir, dass Sie sich auch gut darin wiederfinden können. Ist es okay, wenn wir zunächst genauer über die Symptomatik sprechen, bevor ich Ihnen mehr über die Therapie erzähle?

P: Ja klar, kein Problem.

T: Mögen Sie lieber selbst erzählen oder soll ich mich durchfragen?

P: Mmh ... besser fragen, glaube ich.

T: Alles klar, bitte geben Sie mir aber unbedingt direkt Bescheid, wenn Sie etwas noch nicht beantworten mögen, ja?

P: Ich versuch's.

T: Okay, ich habe Sie auch im Blick und spreche Sie darauf an, wenn ich den Eindruck habe, dass Sie sehr angespannt wirken! Okay ... Sie sagten mir ja bereits am Telefon, dass Sie sich manchmal schneiden, wenn Sie sehr unter Druck stehen würden?

P: Ja, wenn ich es gar nicht mehr aushalte.

T: Wie häufig kommt das ungefähr vor?

P: Etwa 2- bis 3-mal pro Monat.

T: Wie und mit welchen Werkzeugen verletzen Sie sich? Ritzen Sie sich mit Rasierklingen oder haben Sie ein bestimmtes Messer, welches Sie dafür verwenden?

P: Ich nehme immer Einwegrasierklingen, die ich danach entsorge.

T: Für die Therapie ist es mir sehr wichtig genau zu verstehen, wie es abläuft, daher frage ich noch etwas mehr nach, ich hoffe, das ist okay?

P: Ja, ich bin nur etwas aufgeregt, dann fällt es mir schwer, viel zu reden.

T: Sollen wir gemeinsam eine kurze Übung machen, die Ihnen ein bisschen Aufregung nehmen kann?

P: Passt schon, fragen Sie einfach weiter.

T: Okay. Wie viele Schnitte fügen Sie sich in etwa zu und wie tief verletzen Sie sich? Muss es ärztlich versorgt werden?

Erhebung der Problembereiche: Beispieldialog

P: Meistens nicht. Ich verletze mich meist so mit drei Schnitten und versorge dann alles selbst. Irgendwann meinte einer der Ärzte aus der Klinik aber, dass ich schon manchmal tiefer schneide und dann zukünftig besser zum Nähen fahren sollte.

T: Viele Patient:innen berichten, dass das oft sehr unangenehm sei und die Reaktionen in den Krankenhäusern auf Selbstverletzungen oft auch nicht so toll seien. Geht Ihnen das ähnlich?

P: Ja klar. Das ist megapeinlich. Deshalb versuche ich auch immer, nicht so tief zu schneiden.

T: An welchen Körperstellen verletzen Sie sich?

P: Früher habe ich mich immer an den Armen verletzt, aber seit ich drauf angesprochen wurde, verletze ich mich nur noch an den Beinen, da sieht man es nicht direkt.

T: Das war mit Sicherheit sehr unangenehm für Sie, darauf angesprochen zu werden.

P: Ja, voll.

T: Das kann ich mir vorstellen. Ich würde noch gerne kurz über die anderen Problembereiche sprechen. Sie haben mir am Telefon gesagt, dass Sie noch nie einen Suizidversuch unternommen haben, habe ich das richtig im Kopf?

P: Ja, das würde ich nie machen. Schon wegen meinem Hund und meiner besten Freundin nicht.

T: Super, ich finde richtig gut, dass Sie so klare Kontrapunkte und Lebensanker benennen können, auch wenn Sie gesagt haben, dass es Suizidgedanken gibt.

P: Ja, manchmal, aber da kann ich mich eigentlich ablenken.

T: Das klingt nach einer guten Skillsanwendung, die Sie bereits mitbringen. Sie haben am Telefon noch darüber gesprochen, dass Sie in der Vergangenheit oft zu viel Alkohol getrunken haben?

P: Ja, ich bin keine Alkoholikerin, aber wenn ich nicht schneiden will, dann hol ich mir manchmal ein paar Bierchen und lenk mich damit ab.

T: Okay, dafür sollten wir auf jeden Fall noch Alternativen finden! Wie oft kommt das etwa vor und wie viele Biere können das denn etwa werden? 0,33-Liter- oder 0,5-Liter-Flaschen?

P: Mmh ... Vielleicht fünf oder sechs. Ja, mehr als sechs schaffe ich nicht. Große, also 0,5 Liter. Das passiert aber nicht mehr so oft, vielleicht ein- bis zweimal pro Monat.

T: Okay, das sind dann also bis zu 3 Liter Bier Rauschtrinken unter Anspannung. Fällt Ihnen noch etwas ein, was ich unter Problembereiche eintragen soll? Also Dinge, die Sie tun, um sich z. B. abzulenken unter Anspannung, die aber langfristig schädliche Auswirkungen haben können?

P: Nein, ich glaube, das war's.

T: Vielen Dank für Ihre Offenheit. Das ist bestimmt nicht leicht gewesen, zumal wir uns ja noch gar nicht gut kennen.

Tipp • Exploration von selbstverletzendem Verhalten

Bei der Exploration selbstverletzender Verhaltensweisen hilft es Patient:innen i. d. R., wenn wir sachlich und direkt fragen. Dies vermittelt Expertise im Umgang mit Selbstverletzungen und hilft den Patient:innen, Scham zu regulieren, da es so implizit als »normales« Verhalten der Erkrankung deklariert wird.

Aufklärung über die DBT-Behandlung: Beispieldialog

Nach ausführlicher Erhebung der Anamnese werden relevante Informationen über die DBT-Behandlung vermittelt und den Patient:innen die Möglichkeit gegeben, Fragen zu stellen.

T: Wir hatten ja beim letzten Mal ausführlich über Ihre Symptomatik gesprochen und heute würde ich Ihnen gerne vorstellen, wie eine ambulante DBT-Behandlung genau ablaufen würde. Gibt es von Ihrer Seite aus noch etwas anderes, was Sie gerne besprechen würden?

P: Nein, eigentlich nicht. Das können wir so machen.

T: Okay, was wissen Sie denn eigentlich über die DBT?

P: Das ist doch das mit Skills, oder?

T: Skills kommen auf jeden Fall darin vor! Welche Skills kennen Sie denn bereits?

P: Igelball, Finalgonsalbe, sowas halt. Hat aber nicht geholfen in der Klinik. Die haben immer gesagt, ich soll skillen gehen, aber genau verstanden, wie mir das helfen soll, habe ich nicht. Ich war auch echt nicht überzeugt, als meine Psychiaterin gesagt hat, dass ich DBT ambulant machen soll.

T: Oh wow! Und trotz der Skepsis sind Sie schon zum zweiten Mal hergekommen? Das zeigt mir, dass Sie auf jeden Fall schon Skills einsetzen, um Dinge trotz Vorbehalten auszuprobieren. Mal schauen, ob ich Sie mit mehr Infos überzeugen kann, dass die DBT eine gute Sache sein kann.

P: Ich habe mir gesagt, dass es ja nicht schaden kann, mir das hier mal anzuschauen ...

T: Das stimmt. Sie haben ja vorhin erwähnt, dass Sie Skills wie Igelball und Finalgonsalbe kennengelernt haben, das ist ein klitzekleiner Teil von dem, was wir als Skills verstehen. Es gibt Skills zum Sich-beruhigen und Runterfahren, das nennen wir kurzfristig wirksame Stresstoleranzskills und darunter fallen diese. Sie sind aber mehr wie Krücken gedacht, um Ihnen zu helfen, z. B. Zeit zu gewinnen, Selbstverletzungen abzuwenden und in einen Zustand zu kommen, um andere Skills anwenden zu können.

P: Und was genau sind dann die anderen Skills?

T: Fertigkeiten, die Ihnen helfen sollen, Ihre Emotionen zu regulieren, z. B. unterscheiden zu lernen, wie und wann Sie Emotionen entsprechend ausdrücken und wann Sie diese abschwächen sollten. Dazu gibt es bestimmte Protokolle und Übungen, die Ihnen helfen können, wenn Sie sie regelmäßig anwenden. Oder andere Skills – wir nennen diese zwischenmenschliche Fertigkeiten –, die Sie dabei unterstützen können, in sozialen Interaktionen mehr für sich einzutreten oder sich abzugrenzen.

P: Das wäre gut, das krieg ich nämlich gar nicht hin.

T: Und es braucht sehr viel Achtsamkeit, um überhaupt zu bemerken, welcher Skill gerade angesagt wäre, also z. B. um mitzubekommen, wie angespannt ich gerade bin oder welche Gefühle mich gerade beschäftigen.

P: Und was ist das?

T: Achtsamkeit? Unter Achtsamkeit versteht man einen besseren Zugang zu sich selbst zu finden, zu den eigenen Gedanken, Körperreaktionen oder Gefühlen. Dies kann man über Übungen, wie den Atem oder die Gedanken zu beobachten, mit der Zeit erlernen. Vielen Patientinnen fällt dies zu Beginn sehr schwer, da sie es entweder gar nicht gewohnt sind, sich selbst in den Fokus zu nehmen, oder nur, um sich selbst runterzumachen. Kennen Sie das?

P: Ja klar.

Aufklärung über die DBT-Behandlung: Beispieldialog

T: Und diese Skills lernen Sie in der Skillsgruppe, die einmal die Woche in der Klinik in D. stattfindet. Da haben Sie doch nächste Woche noch Ihr Vorgespräch, oder?

P: Ja, genau.

T: Und wir beide werten in den Einzelsitzungen genau aus, wo und wie Sie die Skills im Alltag eingesetzt haben und wo Sie noch Unterstützung benötigen.

P: Okay, das klingt doch schon mal ganz gut.

T: Freut mich, dass das schon mal gut für Sie klingt! Die DBT hat zudem eine vorgegebene Zielstrukturierung. Das klingt sehr hochtrabend, meint aber nur, dass wir in der Therapie mit dem gefährlichsten Aspekt zuerst beginnen. Also werden wir erst daran arbeiten, dass Sie es schaffen, Selbstverletzungen abzuwenden, mit Suizidgedanken anders umgehen lernen und Alternativen zum Rauschtrinken finden.

P: Das ergibt Sinn, aber oft schneide ich mich doch, wenn ich Stress mit meinem Freund hab, vielleicht muss die Beziehung erst besser laufen, bevor ich das hinkriege?!

T: Ich verstehe gut, dass das gerade unlogisch für Sie klingt, aber die Beziehung zu verbessern kann schon einiges an Zeit und Mühe kosten und erfordert wahrscheinlich von Ihnen beiden einige Arbeit. Und leider kann ich Ihnen auch nicht versprechen, dass die Arbeit dazu führt, dass es rasch besser läuft.

P: Das klingt ja nicht so vielversprechend ...

T: Stimmt, das klingt echt hart. Naja, was ich sagen wollte, ist Folgendes: Wenn Sie noch keine Fertigkeiten gelernt haben, um den Frust, den die Arbeit an Ihrer Beziehung bedeuten kann, auszuhalten, wir aber die ganze Zeit schon an diesen emotional anstrengenden Themen arbeiten, dann würde es wahrscheinlich dazu führen, dass Sie sogar noch mehr schneiden oder trinken und noch häufiger an Suizid denken. Kann das sein?

P: Ja, kann schon sein.

T: Deswegen brauchen Sie sozusagen erstmal Rüstzeug, um die Arbeit an den emotional besetzten Themen zu packen. Und solange das Rüstzeug noch nicht richtig passt, optimieren wir es, indem wir schauen, warum es z. B. zu einem Rückfall gekommen ist. Ich verspreche Ihnen aber, dass wir so schnell wie möglich daran arbeiten, Ihnen einen anderen Umgang mit Emotionen, die z. B. in Zusammenhang mit Beziehungskrach auftreten, zu ermöglichen.

P: Okay, so klingt das ganz verständlich.

T: Und wenn Sie außerhalb unserer Termine nicht wissen, welcher Skill jetzt geeignet wäre, haben Sie die Möglichkeit, mich um ein Telefoncoaching zu bitten. Den genauen Ablauf erkläre ich Ihnen, wenn wir den Therapievertrag besprechen.

P: Oh, ich glaube, das würde ich eh nicht nutzen, telefonieren fällt mir immer total schwer ...

T: Sie glauben gar nicht, wie vielen Patientinnen das so geht! Fürs erste können Sie mich auch anschreiben und wir schauen, was Ihnen helfen kann, sich in Krisen zu melden.

P: Okay, ich kann nichts versprechen, aber ich kann es ja versuchen.

T: Das klingt gut. Ich zeige Ihnen gleich den Therapievertrag, den Sie mit nach Hause nehmen können. Dann können Sie sich in Ruhe bis zum nächsten Mal durch den Kopf gehen lassen, ob Sie der DBT eine Chance geben möchten. Ich würde mich freuen, wenn Sie es wagen würden.

P: Alles klar.

Vermittlung von Hintergründen zum Störungsbild: Beispieldialog

Nach ausführlicher Erhebung der Anamnese, der Durchführung der Diagnostik und Aufklärung über die Methodik der DBT, erfolgt die Vermittlung der Biosozialen Theorie der Borderline-Persönlichkeitsstörung.

T: Haben Sie denn schon mal etwas darüber gehört, wie eine Borderline-Persönlichkeitsstörung entstehen kann?

P: Ich habe ein bisschen im Internet darüber gelesen, aber so richtig viel weiß ich nicht darüber.

T: Soll ich Ihnen ein bisschen dazu erzählen?

P: Ja, gerne.

T: Okay! Ich werde dafür ein bisschen was auf das Flipchart malen und Ihnen dann erzählen, was ich damit meine (malt drei Kreise auf). Dieser Kreis links steht für die biologischen Faktoren. Das meint sowas wie Temperamentsfaktoren, die dafür sorgen, dass Sie in vielen Situationen mehr Anspannung erleben als Personen ohne eine Borderline-Persönlichkeitsstörung dies für gewöhnlich tun.

P: Ich sag ja, dass ich immer von 0 auf 100 schieße!! Und woher kommt das?

T: Ja, genauso erleben das die meisten Patientinnen mit einer Borderline-Persönlichkeitsstörung. Aus Gehirnscans wissen wir, dass Gehirnbereiche, die für die Vorbereitung der Kampf-Flucht-Reaktion wichtig sind – das wäre die Amygdala – zwar im Volumen kleiner sind, aber schneller und doller reagieren. Die Verbindung zu Bereichen, die für die Beruhigung dieses Areals zuständig sind – das wäre der präfrontale Kortex – ist leider etwas schwächer ausgeprägt. Verstehen Sie, was das bedeutet?

P: Ich reagiere doller und beruhige mich schlechter??

T: Jep. Leider ist das genau so. Es wird vermutet, dass es mit genetischen Faktoren zusammenhängt. Sie haben mir ja auch erzählt, dass es in Ihrer Familie viele sehr impulsive Personen gibt und Sie vermuten, dass Ihr Bruder auch eine Borderline-Persönlichkeitsstörung hat?

P: Ja, ich glaube schon, auch wenn er sich das nicht eingestehen will. Kann man denn was machen gegen die biologischen Faktoren?

T: Ja und Nein. Stellen Sie sich mal vor, wir alle hätten als Anzeige unseres Temperamentsfaktors bestimmte Pferderassen, auf denen wir so durchs Leben reiten würden. Die meisten Westfalen hätten dann wohl einen entspannten Isländer oder Haflinger unter ihrem Po, Sie hingegen haben einen Vollblutaraberhengst erwischt!

P: Oh! Also alles außer langweilig?

T: Das kann man wohl sagen, Sie haben richtig viel Power. Einen Araberhengst zu reiten kann richtig Spaß machen, aber man benötigt eben einen guten Reitlehrer, der einem beibringt, wie man am besten mit ihm umgeht. Und damit kommen wir quasi zu den anderen Faktoren (zeigt auf den anderen Kreis). Das sind die sozialen Faktoren.

P: Und was ist das?

T: Das bedeutet, dass es bestimmte Faktoren gab, die verhindert haben, dass Sie früh gelernt haben, wie Sie am besten mit Ihrem Araber durchs Leben reiten. Ihnen fehlte also der passende Reitlehrer! Sie haben mir erzählt, dass es ziemlich viel Vernachlässigung gab in Ihrer Kindheit und Jugend?

Vermittlung von Hintergründen zum Störungsbild: Beispieldialog

P: Ja, meine Eltern waren eigentlich nie für uns da. Mein Vater hat nur getrunken und meine Mutter war ständig irgendwo, aber nicht zuhause, ich war immer für meinen Bruder verantwortlich.

T: Sie haben mir erzählt, dass es auch noch viel Gewalt gegeben hat? Und Sie das Gefühl hatten, keiner unternimmt etwas dagegen?

P: Ja, genau.

T: Das beides, also die biologischen Faktoren und die sozialen Faktoren, führen gemeinsam zur »Affektregulationsstörung« (zeigt auf den dritten Kreis). Wir wissen z. B. aus der Forschung, dass Borderline-Patientinnen prinzipiell ein höheres Grundlevel an Anspannung erleben, dass ihre Anspannung auch bei vermeintlich kleineren Auslösern schneller anspringt und höher ausschlägt und dass sie mehr Zeit benötigen, sich wieder zu beruhigen. Ist das bei Ihnen auch so?

P: Ja, das kenne ich gut. Manchmal muss nur etwas Kleines passieren und ich rege mich mega auf und brauch total lange, um wieder runterzukommen, das versteht dann immer keiner.

T: Viele Betroffene berichten auch, dass Sie oft gar nicht sagen können, was genau los ist und Gefühle oft nur als diffuse Spannung bemerken. Um die Spannung wieder loszuwerden, schneiden Sie sich dann oder trinken Alkohol. Kennen Sie das?

P: Ja, genauso ist das bei mir auch.

T: (Malt einen vierten Kreis) Das sind dann sozusagen die Auswirkungen der Affektregulationsstörung, die »Dysfunktionalen Verhaltensweisen«. Und diese wirken sich dann wieder auf Ihr soziales Umfeld und Ihre Selbstwahrnehmung aus (malt zwei weitere Kreise).

P: Sie meinen, wenn ich mich mit meinem Freund streite, weil ich wieder geschnitten habe?

T: Ja, das ist ein gutes Beispiel. Und manchmal wirkt sich Ihr soziales Umfeld auch auf Ihr dysfunktionales Verhalten aus, oder?

P: Ja, vielleicht, wenn ich mich schneide, weil wir wieder Streit haben?

T: Das könnte ein Beispiel dafür sein. Haben Sie eine Idee, welche Auswirkungen z. B. das Schneiden auf Ihre Selbstwahrnehmung haben kann?

P: Vielleicht, dass ich mich wie der letzte Dreck fühle, wenn ich mich wieder geschnitten habe?

T: Ja, genau – oder dass Sie sich vielleicht weiter nicht zutrauen, das Schneiden in schwierigen Situationen einstellen zu lernen.

P: Das kann sein.

T: Ist das Modell so für Sie verständlich oder haben Sie noch Fragen dazu?

P: Ich glaube, ich habe alles verstanden.

T: Super, wir können dies noch gemeinsam mit Ihren Beispielen verschriftlichen, dann haben Sie es für später zur Hand.

P: Okay, machen wir.

Tipp • Verwendung von Metaphern

Damit die Psychoedukation gut im Kopf bleibt, ist es hilfreich, im Gespräch Bilder zu verwenden, die für die Patient:innen greifbar sind, z. B. Pferde/Hunde für Tierfreund:innen oder Automotoren (s. Stiglmayr & Gunia, 2017) für Autoliebhaber:innen zur Abbildung der biologischen Faktoren. Der Fantasie sind keine Grenzen gesetzt!

AB 8 • R

Hilfestellung zur Erarbeitung der individuellen Biosozialen Theorie

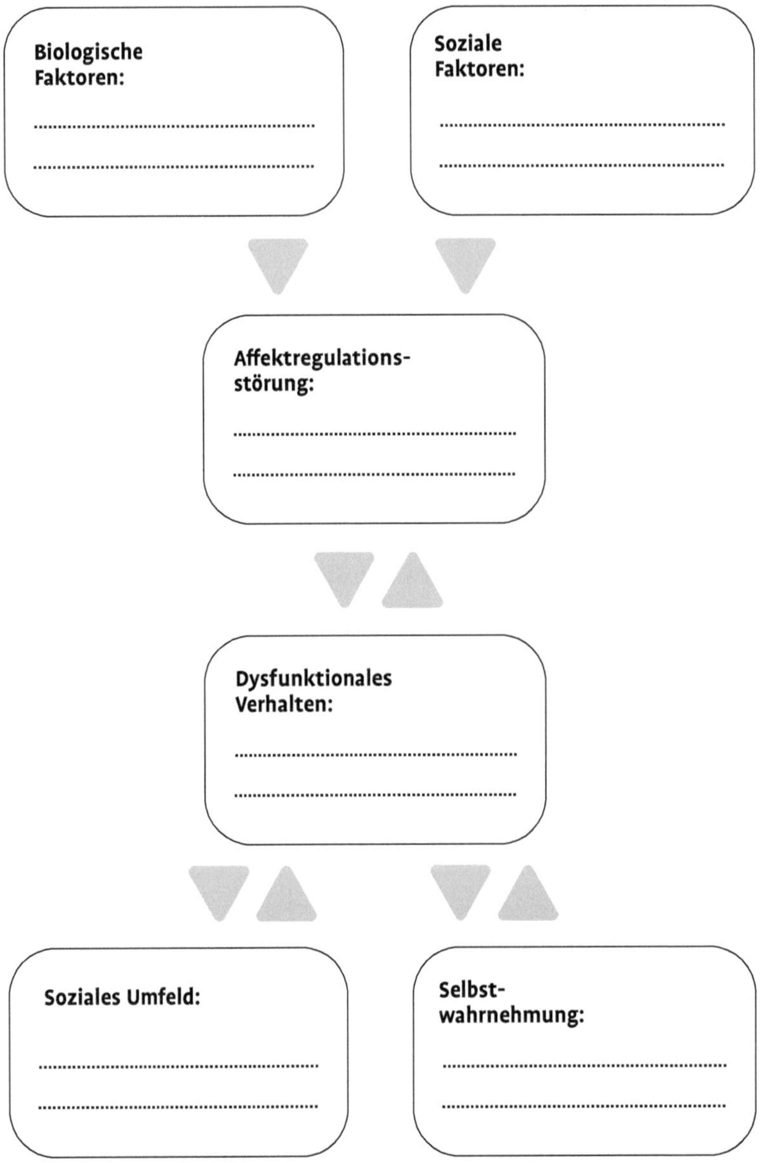

Biologische Faktoren: Gibt es Hinweise auf mögliche genetische Einflüsse, wie eine positive Familienanamnese für Persönlichkeitsstörungen, AD(H)S oder Impulskontrollstörungen?

Soziale Faktoren: Liegen traumatische Erlebnisse oder andere bedeutsame invalidierende Erfahrungen vor?

Affektregulationsstörung: Wie erlebt die/der Patient:in Anspannungszustände im Alltag?

Dysfunktionales Verhalten: Welche schädlichen Verhaltensweisen werden von der/dem Patient:in z. B. zur Anspannungsregulation eingesetzt (Selbstverletzendes Verhalten, Rauschtrinken, Drogenkonsum, Wutausbrüche etc.)?

Soziales Umfeld: Wie wirkt sich die Symptomatik auf ihr/sein persönliches Umfeld (Freundschaften, Beziehungen, berufliche Situation) aus? Gibt es wechselseitige Einflussnahmen?

Selbstwahrnehmung: Welche Annahmen über sich als Person werden durch das dysfunktionale Verhalten aufrechterhalten? Führt die Aktivierung dieser Annahmen in manchen Situationen ebenfalls zur Anwendung der dysfunktionalen Verhaltensweisen?

Erhebung einer Kettenanalyse: Beispieldialog

Noch vor Unterzeichnung des Therapievertrags erstellen Therapeut:in und Patient:in bereits grobe Verhaltensanalysen zu den hochrangigsten dysfunktionalen Affektregulationsstrategien. In der Regel haben Therapeut:innen im Anschluss alle relevanten Informationen beisammen, um notwendige Behandlungsbedingungen und Vereinbarungen im Therapievertrag schriftlich zu fixieren und das Commitment zur Behandlung herzustellen. Im Beispiel wird die explizite Verwendung der Technik der Kettenanalyse zur Erstellung einer Verhaltensanalyse im ersten Behandlungsabschnitt (nach Unterzeichnung des Behandlungsvertrags) dargestellt.

T: Sie hatten ja in Ihrer Diary Card eingetragen, dass Sie sich am Samstagabend geschnitten hatten. Ist es okay, wenn wir uns die Situation jetzt genauer anschauen?

P: Wenn's sein muss.

T: Ich würde gerne verstehen, wie es dazu gekommen ist. Sie hatten mir ja im Vorfeld erzählt, dass Sie schon seit Mittwoch Schneidedrang hatten, verletzt haben Sie sich aber erst Samstag. Daher wüsste ich gerne, was genau das Fass zum Überlaufen gebracht hat und wie wir Ihre Skillsanwendung noch verbessern können, um Selbstverletzungen noch weiter zu reduzieren. Okay?

P: Ja, ist okay.

T: Ich male dafür wieder auf dem Flipchart mit und frag mich durch, bis wir alles Wichtige zusammen haben, okay?

P: Ja.

T: Geschnitten haben Sie ja Samstagabend, können Sie mir das erstmal genauer beschreiben?

P: Ich habe mich im Badezimmer am Bein geschnitten mit Rasierklingen. Es ging eigentlich ganz schnell, mein Kopf war irgendwie ganz leer dabei.

T: Sie hatten ja auch im Vorfeld schon gesagt, dass Sie das kennen, dass Sie beim Schneiden oft gar nix denken oder fühlen. Ich male mal mit (malt einen Kreis), wie oft haben Sie sich geschnitten? Und wie tief?

P: So fünfmal etwa, nicht so tief, also hat schon geblutet, aber musste nicht genäht werden oder so.

T: Okay (schreibt »Schneide mich fünfmal mit Rasierklinge in den Kreis, leerer Kopf«). Was ist kurz zuvor passiert? Mussten Sie einen Rasierer auseinanderbauen, um an die Klinge zu kommen oder hatten Sie die Klingen schon irgendwo rumliegen (malt einen weiteren Kreis über dem ersten)?

P: Ich hatte die als Ersatzklingen für meinen Rasierer im Bad. Eigentlich bin ich aber ins Bad, um kalt zu duschen. Dann hab' ich die Klingen gesehen, als ich ein neues Duschgel aus der Schublade holen wollte ...

T: Oh Mist, das heißt, eigentlich wollten Sie grad skillen? Das ist ja gemein. Ich merk's mir schon mal für die Lösungsanalyse, vielleicht finden wir ja einen anderen Ort für die Ersatzklingen, damit Sie nicht wieder so unglücklich drauf stoßen.

P: Ja, ich wollte skillen, weil ich echt richtig angespannt war nach dem Telefonat ...

T: Moment, ich mal male kurz weiter mit. Also ... (malt zwei weitere Kreise über dem ersten), Sie sind ins Bad gegangen mit der Absicht, kalt zu duschen, haben Duschgel gesucht (trägt dies in die Kreise ein), haben die Klingen gesehen und sich geschnitten. Sie haben auch gesagt, dass es ein Telefonat gab, mit wem war das?

Erhebung einer Kettenanalyse: Beispieldialog

P: Mit meinem Freund, er war richtig fies. Er meinte, dass ich viel zu eifersüchtig wäre und voll gestört. Nur weil ich nachgefragt habe, mit wem er alles rausgeht am Abend.

T: Das klingt wirklich nicht nett, Sie haben sich wahrscheinlich ziemlich angegriffen gefühlt, oder?

P: Ja, voll. Ich habe erst schon direkt ans Schneiden gedacht und gedacht, wenn ich eh so gestört für ihn bin, brauch ich mich auch nicht länger zusammenreißen. Aber dann dachte ich, dass ich es ja eigentlich für mich machen sollte, also das Skillen und dann bin ich ins Bad.

T: Und das ist ein richtig hilfreicher Gedanke gewesen! Ich kann auch gut verstehen, dass da erstmal fast sowas wie Trotz da war. Wenn er das eh denkt, dann kann ich es ja auch machen, das klingt logisch, wenn Sie das Gefühl haben, sich permanent zusammenreißen zu müssen!

P: Ja, schon. Aber ich möchte da wirklich rauskommen.

T: Das glaube ich Ihnen. (Zeichnet Kreise über die bisherigen und schreibt »Streit mit Freund am Telefon«, danach einen weiteren mit »Gedanke: Dann kann ich jetzt auch schneiden« und einen mit »Gedanke: Ich möchte es eigentlich für mich ohne Schneiden schaffen«). Parallel waren Sie wahrscheinlich schon im Hochspannungsbereich unterwegs, oder?

P: Ja, auf jeden Fall!

T: Gab es denn vor dem Telefonat schon Ereignisse, die das Schneiden begünstigt haben oder dafür gesorgt haben, dass Sie bereits etwas dünnhäutig oder angespannt waren?

P: Ich war nachmittags mit Benji beim Tierarzt und er meinte, wenn das Antibiotikum nicht anschlägt, müsste er nochmal operiert werden.

T: Oh, davor hatten Sie doch richtig Sorge? Ich erinnere mich, dass Sie erzählt hatten, dass er beim letzten Mal lange gebraucht hatte, sich wieder von der Narkose zu erholen und dass so eine OP richtig teuer ist.

P: Genau. Und ich weiß grad wirklich nicht, wo ich das Geld hernehmen soll.

T: Okay, ich schreib mir das schon mal auf die Agenda fürs nächste Mal, das sollten wir unbedingt vertiefen und gemeinsam den Problemlöseskill »STOP-DENK« durchgehen. Ich male mal noch kurz mit (malt weitere Kreise vor die vorangegangenen: »Tierarzt«, »Sorge um Benji und die finanzielle Situation«). Waren das alle wichtigen Auslöser?

P: Ich glaub schon.

T: Okay, schauen wir uns noch kurz die Konsequenzen an: Sie haben die Wunde wie immer direkt danach selbst versorgt?

P: Ja, desinfiziert und verbunden.

T: Okay (malt »Versorgung der Wunde« in einen Kreis, der dem Selbstverletzen folgt). Welche Gefühle und Gedanken waren unmittelbar nach dem Selbstverletzen da?

P: Erst war ich kurz ziemlich entlastet und abgelenkt, konnte mich wieder richtig spüren und war auf angenehme Art irgendwie noch leer im Kopf. Dann habe ich mir gedacht, dass ich jetzt wieder erstmal nicht schwimmen gehen kann und hätte richtig heulen können.

T: Okay, das heißt, kurzfristig hat es Ihnen erstmal dabei geholfen, runterzukommen und sich von dem ganzen Mist abzulenken, langfristig hat es die Situation fast verschlimmert?

P: Ja. So kann man es zusammenfassen.

T: Okay, ich male mal noch die Konsequenzen auf und dann schauen wir, was beim nächsten Mal helfen kann, die Situation ohne Schneiden zu bewältigen.

AB 9 • R

Hilfestellung zur Erhebung einer Kettenanalyse

Anleitung zur Exploration der Kettenanalyse

(1) Sie können die Ketteninhalte innerhalb der Ovale eintragen oder an der Flip Chart mitschreiben.
(2) Beginnen Sie bei der Beschreibung des Problemverhaltens (dunkelgraues Oval).
(3) Erfragen Sie alle vorangegangenen Kettenglieder, explorieren Sie auch verwundbarkeitserhöhende Anfälligkeitsfaktoren, die zu einem früheren Zeitpunkt auftraten und das Problemverhalten begünstigten (gepunktete Ovale).
(4) Identifizieren Sie den »Point of no return« (hellgraues Oval), das Kettenglied, welches das Problemverhalten einleitete und welchem nur noch dysfunktionale Kettenglieder folgen.
(5) Explorieren Sie im Anschluss alle dem Problemverhalten chronologisch folgenden Konsequenzen. Identifizieren Sie hierbei auch langfristige Konsequenzen (gestrichelte Ovale). Validieren Sie die kurzfristigen Konsequenzen (z. B. Entlastung, Ablenkung, Spannungslinderung etc.) in ihrer Funktion als negativer Verstärker. Betonen Sie gleichzeitig die langfristigen unangenehmen Konsequenzen auf emotionaler (Scham, Ärger, Selbsthass etc.) oder Verhaltensebene (kein Schwimmen möglich, Verbergen der Wunden etc.)
(6) Nutzen Sie die Kettenanalyse zur Erarbeitung der Lösungsanalyse, der Präventionsstrategie sowie der Wiedergutmachung.
(7) Geben Sie die erarbeitete Kettenanalyse Ihren Patient:innen zur Vertiefung und Umsetzung des Erarbeiteten mit nach Hause. Wenn Sie mit einem Flipchart arbeiten, bitten Sie die Patient:innen im Anschluss ein Foto des Erarbeiteten zu machen oder händigen Sie den Patient:innen das Flipchart-Papier aus.

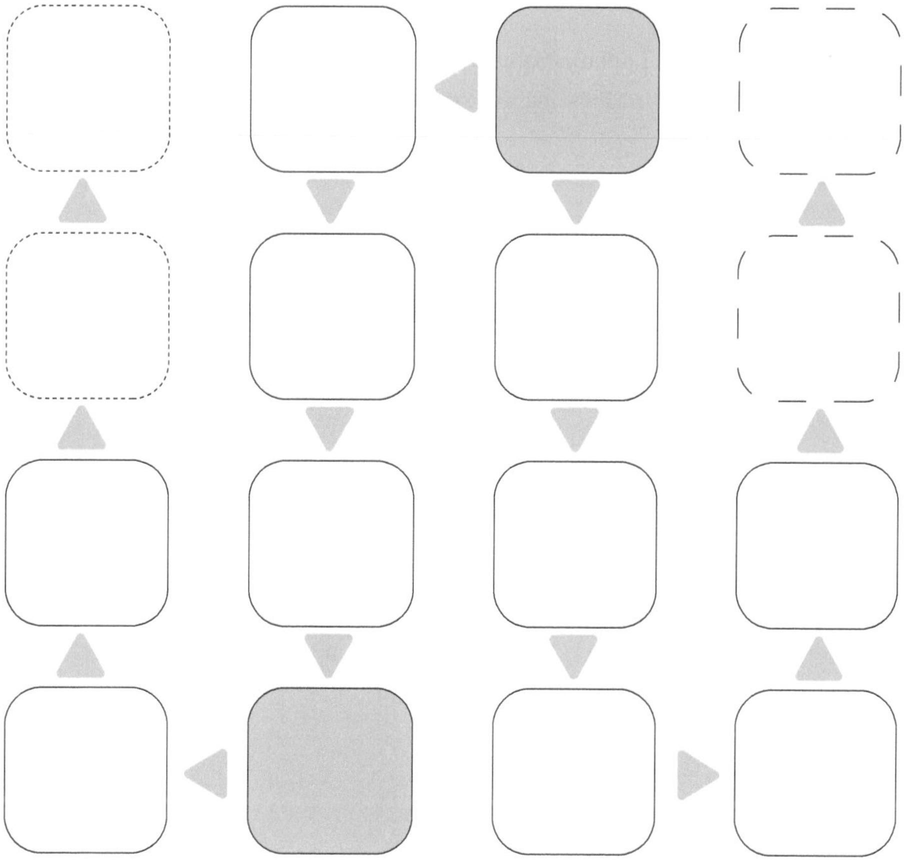

Hilfestellung zur Erhebung einer Kettenanalyse

Lösungsanalyse: Welche Kettenglieder können ersetzt werden, um das Problemverhalten abzuwenden? Welche alternativen Kettenglieder hätten dieses verhindert?

....

....

....

....

Präventionsanalyse: Welche Verhaltens-/Denkweisen hätten zu einer Reduktion der Anfälligkeitsfaktoren geführt? Wie können diese langfristig umgesetzt werden?

....

....

....

....

Wiedergutmachung: Welcher Schaden ist objektiv entstanden? Betrifft dieser auch andere Personen? Wie kann er wiedergutgemacht werden? Ist die Wiedergutmachung ausreichend?

....

....

....

....

Durchführung des Telefoncoachings: Beispieldialog

Eine Patientin bittet drei Tage nach der vorangegangenen Sitzung um ein Telefoncoaching. Das Vorgehen wurde ihr beim Einführen des Therapievertrags genauer erläutert und das Commitment zur Inanspruchnahme nachfolgend gestärkt. Nachdem die Anfrage die Therapeutin per SMS erreicht hat, teilt diese der Patientin mit, wann sie verfügbar ist und sie verabreden sich zu diesem Zeitpunkt zu einem maximal 10-minütigen Telefonat zu Coachingzwecken.

T: Hallo, schön, dass Sie sich getraut haben, nach einem Telefonat zu fragen. Wo sind Sie gerade?

P: Danke, dass Sie sich so schnell gemeldet haben. Ich bin zuhause, aber ich kann nicht mehr aufhören zu weinen (schluchzt).

T: Kein Problem. Oh ja, das höre ich, Sie klingen sehr angespannt. Wie hoch ist die Anspannung genau, was würden Sie sagen?

P: So bei 85.

T: Also schon im Hochspannungsbereich. Sind Sie allein zuhause oder ist Ihre Mitbewohnerin da?

P: Ich bin alleine und in meinem Zimmer.

T: Was ist denn vorgefallen, dass Sie so verzweifelt und angespannt sind?

P: Ich habe mich wieder mit meinem Freund gestritten, weil er heute Abend alleine rausgehen will und jetzt denke ich die ganze Zeit, dass er sich in eine andere verliebt und sich bestimmt trennt. Und dann war ich kurz davor, mich zu schneiden.

T: Die Gedanken waren bestimmt wieder ziemlich einnehmend und Sie wollten durchs Schneiden etwas Abstand von diesen haben. Ich freue mich, dass Sie es geschafft haben, sich in der Situation zu melden. Haben Sie denn schon irgendwas dafür vorbereitet, also Rasierer auseinandergebaut oder sowas?

P: Nein, ich bin extra nicht ins Badezimmer gegangen (schluchzt).

T: Super, Sie haben gut mitgekriegt, wie stark der Drang war! Haben Sie schon andere Skills versucht?

P: Ich habe Musik gehört, aber das hat nicht geholfen ...

T: Das war wahrscheinlich als Reiz nicht stark genug und hat die Gedanken vermutlich nicht unterbrochen. Da Ihnen kaltes Wasser bislang immer geholfen hat, wenn Sie sehr angespannt waren, würde ich vorschlagen, dass wir einmal gemeinsam ins Bad gehen. Nehmen Sie mich am Telefon mit?

P: Okay ...

T: Sind Sie unterwegs? Ich weiß gar nicht, wie groß Ihre WG ist, ist es ein langer Weg ins Bad?

P: Nein, eigentlich gleich neben meinem Zimmer, ich bin schon da, was soll ich jetzt machen?

T: Egal, ob Sie geschminkt sind oder nicht, machen Sie einmal den Wasserhahn auf ganz kalt und waschen sich ihr Gesicht ab. Und das so lange, bis Sie das Gefühl haben, die Atmung beruhigt sich wieder. Legen Sie das Telefon einfach auf dem Klodeckel oder Waschbeckenrad ab und machen Sie auf Lautsprecher.

P: Okay (längere Geräusche von fließendem Wasser und Plätschern im Hintergrund).

T: Super! Und konzentrieren Sie sich auf das Gefühl des Wassers auf der Haut. Können Sie spüren, wie kalt es ist?

Durchführung des Telefoncoachings: Beispieldialog

P: Ja, so langsam spüre ich das wieder.

T: Perfekt. Und jetzt nehmen Sie ein Handtuch und rubbeln sich das Gesicht trocken. Und dabei auf die Rauheit des Handtuchs konzentrieren. Moment ... oder haben Sie sehr weiche Handtücher? Dann konzentrieren Sie sich auf die Weiche des Handtuchs.

P: Wir haben immer total raue Handtücher, weil meine Mitbewohnerin die immer kocht. Okay, mach ich. Ist etwas besser jetzt.

T: Wie hoch ist Ihre Anspannung jetzt, was würden Sie sagen?

P: Ich glaube, so bei 70.

T: Das ist ja immer noch ziemlich nah am Hochspanungsbereich dran. Haben Sie heute noch Schule oder müssen Sie noch im Supermarkt arbeiten?

P: Nein, zum Glück nicht!

T: Gut, dann haben Sie ja noch etwas Zeit, sich zu sammeln. Ich würde vorschlagen, dass Sie sich Ihren Hund Benji schnappen und mit dem eine lange Runde spazieren gehen. Dabei hören Sie Musik von der Playlist, die Sie sich zum Skillen erstellt hatten, und versuchen Sie sich darauf zu konzentrieren. Wenn Sie wieder zuhause sind, setzen Sie sich an ein Gefühlsprotokoll und schauen sich nochmal genau an, was vorhin los war und was die Verlustängste ausgelöst hat. Und wir besprechen das dann am Montag nochmal genau nach. Klingt das machbar für Sie?

P: Ja, das kann ich so machen, ich wollte heute Abend eh noch mit meiner Mitbewohnerin Pizza machen, da habe ich was vor, was mich ablenkt.

T: Das klingt gut.

P: Ich versuch's.

T: Okay, und wenn Sie später doch nochmal Unterstützung brauchen sollten, können Sie mich noch bis 19 Uhr anschreiben und dann sprechen wir nochmal kurz, okay?

P: Okay, danke, aber ich glaube, für heute krieg ich's schon hin.

T: Super, dann einen guten Spaziergang Ihnen beiden und viel Erfolg.

Tipp • Die richtige Vor- und Nachbereitung

Um sich als Therapeut:in gut auf einen Anruf vorbereiten zu können, ist es hilfreich, die Patient:innen zu bitten, in Form einer SMS (falls ein Diensthandy zu Verfügung steht) um ein Coaching zu bitten und nicht direkt anzurufen. So hat man die Möglichkeit, den Anrufzeitpunkt vorab zu planen und wird nicht in einem ungünstigen Moment vom Anruf einer/einem verzweifelten Patient:in überrascht. Zu Beginn kann auch ein kleiner Leitfaden während des Telefonats hilfreich sein, um keine wichtigen Punkte außer Acht zu lassen. Machen Sie sich im Anschluss eine kleine Aktennotiz, damit Sie nicht vergessen, den Anruf im folgenden DBT-Team zu berichten und mit der/dem Patient:in in der nächsten Einzelsitzung nachzubesprechen. Melden Sie hierbei unbedingt zurück, was Sie als hilfreich im Kontakt erlebt haben (z. B. »Sie haben Ihr Anliegen trotz hoher Anspannung sehr sachlich geschildert, das hat mir geholfen, Sie beraten zu können« oder »Schön, wie Sie direkt damit begonnen haben, das Vorgeschlagene umzusetzen«).

Umgang mit Rückfällen und Commitmentschwankungen: Beispieldialog

Nach erfolgreicher Nutzung der vermittelten Skills kommt es bei einer Patientin nach etwa vier Monaten Therapie zu einer Phase mit vermehrten Rückfällen in selbstverletzendes Verhalten. Die Patientin erscheint zwar nach wie vor zuverlässig zu den Sitzungen, Absprachen werden aber zunehmend vernachlässigt und der Eindruck entsteht, das Commitment sei brüchig geworden. Auf diese Beobachtung muss rasch in der Therapie reagiert werden.

T: Sie hatten ja in Ihrer Diary Card eingetragen, dass Sie sich zweimal selbst verletzt hatten letzte Woche, am Mittwoch und Samstag. Ist es für Sie okay, wenn wir uns das genauer anschauen?

P: Ja, ist okay für mich.

T: Okay, mit was haben Sie sich denn Mittwoch selbst verletzt und wie genau war der Ablauf?

P: Mit meinen Rasierklingen und eigentlich war's wie immer, also vier bis fünf Schnitte am Bein und danach habe ich die Wunde versorgt.

T: Mit Ihren Rasierklingen? Damit meinen Sie die Klingen, die Sie letzte Woche entsorgen wollten (zieht eine Augenbraue nach oben)?

P: Hab' ich vergessen.

T: Hatten wir nicht ausgemacht, dass Sie sich das direkt aufschreiben wollten?

P: Ja, stimmt. Hatte ich auch irgendwo.

T: Mmh ... irgendwie klingt das für mich gerade ein bisschen so, als wäre Ihnen grad etwas die Therapiepuste ausgegangen. Was ist denn los?

P: Ich weiß auch nicht, irgendwie habe ich das Gefühl, dass es eh egal ist, ob ich mich anstrenge oder nicht.

T: Was meinen Sie damit denn genau? Wem ist es egal, ob Sie sich anstrengen? Also mir schon mal nicht, es macht deutlich mehr Spaß, wenn Sie sich anstrengen (lächelt)!

P: Ach, ist doch eh alles egal.

T: He, ich meine es ernst, mir ist es ganz wichtig zu verstehen, was hier gerade passiert. Ich nehme wahr, dass Sie sich erneut – nachdem Sie es schon 8 Wochen lang geschafft hatten, sich gar nicht mehr zu verletzen – seit etwa drei Wochen mehrmals pro Woche schneiden. Wir treffen gemeinsame Vereinbarungen, wie die Klingen zu entsorgen oder das Telefoncoaching wieder mehr in Anspruch zu nehmen und Sie setzen diese nicht um. Das besorgt mich und macht mich ratlos, weil ich Ihre Beweggründe nicht nachvollziehen kann. Also, was ist los?

P: Eigentlich will ich mich ja schon noch ändern und ich bin auch nicht stolz drauf, dass ich wieder mehr schneide, aber ich habe den Eindruck, ob ich mich schneide oder nicht, ändert gar nichts. Ich muss nur mehr aushalten und quäl mich oft voll lang rum, bis die Skills helfen. Ich schneide mich dann zwar nicht, aber meine Beziehung ist nach wie vor scheiße und meine Eltern denken sich: »Solange sie nicht schneidet, geht's ihr ja jetzt wohl wieder gut.«

T: Puh, dann verstehe ich gut, dass Sie gerade nicht mehr die Hoffnung haben, dass Sie Ihren Zielen näherkommen, indem Sie Ihre Klingen entsorgen. Sie hatten mir zu Beginn der Therapie Gründe genannt, das Schneiden einstellen lernen zu wollen, die von Ihren Eltern und Ihrem Freund relativ unabhängig waren, erinnern Sie sich daran?

Umgang mit Rückfällen und Commitmentschwankungen: Beispieldialog

P: Ja, schon, ich wollte ja im sozialen Bereich arbeiten und hab keinen Bock, dass mich Leute wegen der Narben verurteilen und ich wollte wieder öfters schwimmen gehen können. Gerade fühlt sich das halt so weit weg an. Schwimmbäder haben eh zu und bis ich mit der Schule fertig bin, dauert es noch ewig.

T: Dann kann man das schon mal aus den Augen verlieren, das klingt logisch. Gibt's aktuell noch andere Gründe für Sie, das Schneiden zu reduzieren?

P: Ja, ich habe mich zwar lange Zeit nicht mehr tief verletzt, davor habe ich aber nach wie vor Angst, ich mag nicht die Kontrolle darüber verlieren!

T: Zumal Sie ja früher tatsächlich häufiger tief geschnitten haben und einmal doch auch sehr viel Blutverlust hatten, wenn ich das richtig im Kopf hab.

P: Ja, genau. Und davor hab' ich Angst.

T: Okay, was halten sie davon, wenn wir das gleich nochmal in Form einer Pro- und Contra-Liste zum Schneiden und zur Skillsanwendung verschriftlichen, um Sie wieder daran zu erinnern, warum sich die ganze Mühe lohnen kann?

P: Ja, das ist glaub ich ganz gut.

T: Mich würde aber zuerst auch noch interessieren, wie es mit den anderen Punkten aussieht, die Sie genannt haben – Sie meinten, Ihre Beziehung ist nach wie vor scheiße?

P: Ja, ich meine, mir ist schon klar, dass das eine nicht zwangsläufig zum anderen führt, ich habe aber fast den Eindruck, dass mein Freund und meine Eltern fast noch ätzender zu mir gerade sind, weil Sie weniger wahrnehmen, dass es mir schlecht geht, wenn sie keine frischen Narben sehen.

T: Das ist aber echt ein wichtiger Punkt. Verstehen Sie mich jetzt nicht falsch, ich will jetzt nicht andeuten, dass Sie EXTRA schneiden, um mehr Schonung und Zuwendung zu erhalten, aber oft wird unser Verhalten auch von Konsequenzen gesteuert, ohne dass wir das beabsichtigen. Ich finde es total wichtig, dass wir uns anschauen, wie Sie Ihre emotionalen Bedürfnisse beiden gegenüber kommunizieren können, ohne dass Blut fließen muss. Und vermitteln können, dass das selbstverletzende Verhalten nur EIN Symptom der Borderline-Störung darstellt und dass eine Heilung auch dann noch längeres emotionales Leiden bedeuten kann, auch wenn man es geschafft hat, nicht mehr zu schneiden.

P: Ich weiß das ja, aber meine Eltern und mein Freund wissen das nicht ...

T: Was würden Sie denn von einem Angehörigengespräch halten? Wir können beide zusammen einladen oder zwei getrennte Gespräche führen, ganz wie Sie mögen. Im Rahmen des Gesprächs können Sie dann nochmal genau erläutern, wie Ihre Erkrankung sich im Alltag äußert und was es für eine Arbeit darstellt, das Selbstverletzen zu reduzieren. Und dass es Ihnen ohne Selbstverletzen vielleicht zunächst sogar erstmal schlechter geht als mit. Ich kann Sie gerne dabei unterstützen, auch Ihre Wünsche und Vorschläge, wie Sie Ihr Umfeld gut unterstützen kann, zu formulieren. Was halten Sie davon?

P: Ich glaube, ich würde das gerne versuchen, dann aber in zwei getrennten Gesprächen.

T: Sehr gerne. Ich finde es sehr schön, wie offen Sie mir heute gegenüber von Ihren Vorbehalten und Gründen für die Rückfälle erzählt haben. Ich habe das Gefühl, dass wir ein ganzes Stück weitergekommen sind. Was meinen Sie?

Umgang mit Rückfällen und Commitmentschwankungen: Beispieldialog

P: Ich habe mich erst gar nicht getraut, Ihnen das zu sagen, weil ich Angst hatte, dass Sie denken, ich will die Therapie nicht mehr oder will nicht mehr an mir arbeiten. Jetzt bin ich irgendwie erleichtert.

T: Das freut mich. Es kann immer mal passieren, dass Sie zwischendurch Hindernissen begegnen, keinen Bock mehr haben oder das Gefühl von Hoffnungslosigkeit verspüren. Ich fände es schön, wenn Sie auch weiterhin offen mit mir darüber reden würden, dann können wir gemeinsam daran arbeiten.

P: Ich gebe mir Mühe, es kann nur sein, dass ich manchmal selbst nicht sofort weiß, was los ist.

T: Das ist doch klar, schön, dass Sie weiter dranbleiben. Kommen Sie, jetzt setzen wir uns noch an die Pro- und Contra-Listen, okay?

Vermittlung dialektischer Denk- und Verhaltensweisen: Beispieldialog

Einer Patientin ist es nachhaltig gelungen, mithilfe der regelmäßigen Skillsanwendung und vorbeugenden Strategien selbstverletzendes Verhalten und Rauschtrinken einzustellen. Suizidgedanken erlebt sie mittlerweile als passagere Begleiterscheinungen, die jedoch keine Suizidplanungen nach sich ziehen und die gut von ihr unterbrechbar sind. Eine erhöhte Belastung und ausgeprägte Verlustängste treten allerdings anhaltend im Zusammenhang mit ihrer Partnerschaft auf. Insbesondere sticht eine hohe Ambivalenz und das Hin- und Herpendeln zwischen Verschmelzungswünschen und Trennungsabsichten ins Auge.

P: Wir haben uns wieder so krass gestritten am Samstag, er hat mich sooo heftig beschimpft und dann habe ich ihn geblockt und jetzt könnte ich nur heulen, weil ich ihn so vermisse. Ich habe auch wieder gar nix für die Schule geschafft, weil ich so fertig war nach dem Streit.

T: Auweia, das klingt wieder nach einem heftigen Auf und Ab. Was war der Anlass für den Streit?

P: Er wollte sich mit seiner Ex-Freundin treffen. Und ich finde, dass das ja gar nicht geht!

T: Oh, mit der Ex-Freundin, auf die Sie eh so eifersüchtig sind?

P: Ja, genau die!

T: Puh, das hat bestimmt richtig viel Eifersucht und Kränkung ausgelöst!

P: Ja, voll!

T: Irgendwie kommt mir die Situation aber ein bisschen bekannt vor, lief es nicht vor zwei Wochen ziemlich ähnlich ab? Sie hatten sich ja auch vor einem Monat für ein paar Tage getrennt, oder?

P: Ja, ich weiß. Irgendwie geht es immer so heftig hin und her mit uns.

T: Ich würde Ihnen einen Skill vorstellen, der Ihnen dabei helfen könnte, den »Wise mind«.

P: Ja, gerne!

T: Schauen wir uns mal an, zwischen welchen Polen Sie in letzter Zeit immer hin- und hergerissen waren: Da war auf der einen Seite der Wunsch nach innigster Verbindung mit Ihrem Freund und auf der anderen Seite der Wunsch nach größtmöglicher Distanz. Ihr Verhalten pendelte daher zwischen gemeinsamer Wohnungssuche, Zukunftspläne schmieden und Kontaktabbrüchen und Trennungen hin und her. Haben Sie eine Idee, welche Denkmuster Ihr Verhalten beeinflusst haben könnte?

P: Mmh, vielleicht, dass ich immer denke, ich komme alleine nicht zurecht, wenn wir gerade getrennt sind? Oder dass ich eh keinen anderen finde, der mich so gut verstehen kann?

T: Ja, das passt ganz gut dazu, dass Sie die Trennungen dann nicht lange aushalten können und wieder auf ihn zugehen und vieles, was Sie ihm vorgeworfen haben, zurücknehmen. Was für Denkmuster, glauben Sie denn, führen zu Trennungen und Kontaktabbrüchen?

P: Vielleicht, dass ich oft denke, dass er mir eigentlich nicht guttut und ich mich mit ihm auch nicht in eine gesunde Richtung weiterentwickeln kann?

T: Ja, ich erinnere mich, dass wir in puncto Alkohol da länger drüber gesprochen haben. Sie sagten, dass er nach wie vor noch häufig trinkt und Sie in der Vergangenheit auch über die Anmeldung bei einer Partnerbörse angelogen hatte, habe ich das richtig im Kopf?

P: Ja, er hatte sich da angemeldet, angeblich sei das vor unserer Beziehung gewesen, ich habe aber gesehen, dass das Foto, was er eingestellt hat, ein aktuelleres war. Und ja, mit dem Trinken, das stimmt natürlich auch!

Vermittlung dialektischer Denk- und Verhaltensweisen: Beispieldialog

T: Wenn ich mir das vor Augen halte, also auf der einen Seite der Gedanke »Ich komme alleine nicht zurecht und finde keinen anderen, der mich so gut versteht« und auf der anderen Seite »Er tut mir nicht gut und ich kann mich nicht in eine gesunde Richtung weiterentwickeln«, dann verstehe ich Ihr Gefühl der Zerrissenheit sehr gut!

P: Ja, genauso fühlt es sich an.

T: Bei dem Skill »Wise Mind« geht es darum, bei ähnlichen Dilemmata, also z. B. immer dann, wenn es eine Differenz – zwischen dem, was das Herz und was der Verstand einem raten – gibt, darauf zu hören, was einem die Intuition oder die innere Stimme sagen würde. Und bis man sich darüber ganz sicher ist, erstmal nur Verhaltensweisen zeigen, die beide Pole berücksichtigen.

P: Das klingt ganz logisch, aber ich weiß nicht genau, was das in meinem Fall bedeuten würde.

T: Das hieße, nicht mehr zwischen Trennung und totaler Wiederannäherung hin und her zu pendeln, sondern zu versuchen, sich in einem mittleren Feld zu bewegen. Also z. B. erstmal nichts tun, was die Beziehung total intensiviert, wie sich verloben oder zusammenziehen, aber auch nichts wie wochenlange Blockade des anderen oder impulsive Trennungen, solange sie sich nicht zu 100 % sicher sind, dass Sie eine Trennung anstreben.

P: Puh, Sie wissen, wie schwer mir dieser Mittelweg immer fällt, oder?

T: Ja klar – und glauben Sie mir, wenn ich in einer Situation wäre, in der ich zwischen zwei Polen hin- und hergerissen wäre, würde es mir ganz genauso schwerfallen. Oft ergeben sich daraus aber auch natürliche Veränderungen. So könnte Ihr Freund ja vielleicht auch positiv auf Ihr gemäßigteres Verhalten reagieren und sich ebenfalls ändern, was Sie wiederum darin bestärken könnte, mehr auf ihn zuzugehen. Oder er könnte gekränkt durch das Ausbleiben der drastischen Wiederannäherungen mehr Distanz suchen, was es Ihnen leichter machen könnte, sich etwas weiter von ihm zu lösen.

P: Na ja, ich glaube ich komm eh nicht drum herum, etwas zu ändern, denn so kann es ja nicht weitergehen, das ist so anstrengend.

T: Und versuchen Sie milde mit sich zu sein! Das umzusetzen ist sehr schwer und sicherlich gibt es auf diesem Weg Rückschritte. Wir können gerne in den kommenden Sitzungen auswerten, welche Verhaltens- und Denkweisen in der Woche aufgetreten sind, die für die beiden Extreme und welche für den mittleren Weg und die Anwendung des »Wise Minds« stehen würden.

P: Das klingt gut, so kann ich mir es eher vorstellen.

Tipp • Die Ambivalenz aushalten lernen

Im Kontext der oft sehr chaotischen und teilweise auch dysfunktionalen Partnerschaften der Patient:innen kann es verlockend sein, eine Trennung anzuraten. Schlagen Sie sich allerdings vorschnell auf eine Seite, werden sie der Ambivalenz der Patient:innen nicht gerecht und riskieren das Verschweigen einer Wiederannäherung nach vermeintlich vernünftiger Trennung in der Therapie. Selbstverständlich sollten Therapeut:innen aber im Falle von Missbrauch oder Gewalt im Rahmen der Partnerschaft eine klare Linie ziehen und das Fortführen der Partnerschaft als unvereinbar mit der Therapie deklarieren. Auch hierbei raten Therapeut:innen aber nicht zur Trennung, sondern betonen die freie Wahlmöglichkeit.

AB 10 • R

Selbstreflexion: Eigene dialektische Denk- und Verhaltensweisen betrachten

Bitte nehmen Sie sich einen Moment Zeit und setzen sich damit auseinander, welche Ambivalenzen Ihnen in Ihrem beruflichen oder privaten Leben begegnet sind. Welche Gefühle waren mit dem Erleben der Ambivalenz verbunden?

Zwischen welchen Polen fühlten Sie sich hin- und hergerissen? Welche Denkmuster steuerten Ihre jeweiligen Handlungen oder Handlungstendenzen?

Wie sind Sie diesem Erleben begegnet? Welche eigenen Denk- oder Verhaltensweisen haben Sie als hilfreich erlebt, welche eher nicht?

Falls Sie Ihre Ambivalenz mit jemandem geteilt haben – welche Reaktionen haben Sie als hilfreich erlebt, welche eher nicht?

Sind natürliche Veränderungen eingetreten, die Ihnen den Umgang mit der Ambivalenz erleichterten?

Ist der reflektierte Prozess für Sie bereits abgeschlossen oder dauert er noch an?

Was hat Ihnen Ihr Wise Mind / Ihre Intuition / Ihre innere Stimme für einen Rat gegeben? Haben Sie ihn beherzigt?

Bearbeitung dysfunktionaler Grundannahmen: Beispieldialog

Ergänzend zur Vermittlung dialektischer Denkmuster und Verhaltensweisen empfiehlt sich eine vertiefte Bearbeitung der dysfunktionalen und oft handlungsweisenden Grundannahmen. Insbesondere wenn es einer Patientin bzw. einem Patienten zwar gelingt, das Verhalten zu modulieren, sie/er aber dennoch anhaltend emotionales Leiden schildert.

T: Ich sehe in Ihrer Diary Card, dass Sie erneut hohe Werte bei Not/Elend angegeben haben am Samstag?.

P: Ja, da ging's mir richtig mies. Ich habe ja gerade deutlich weniger Kontakt mit meinem Freund und am Samstag ist mir kurzfristig eine Verabredung mit einer Freundin geplatzt. Ich konnte mich nicht dazu aufraffen, was alleine zu unternehmen, und dann habe ich mich irgendwie total verlassen gefühlt. Das war ganz scheußlich. Und ich habe mir gedacht: »Siehste, du packst das einfach nicht alleine!«

T: Und das hat sich sicherlich ganz stimmig angefühlt in dem Moment, oder? Also, dass Sie es alleine einfach nicht hinbekommen?

P: Ja, genau!

T: Wir hatten uns ja schon mal angeschaut, wann diese Grundannahme entstanden sein könnte. Sie haben mir erzählt, dass Sie damals mit Ihrem Bruder wiederholt alleine gelassen wurden, wenn Ihre Mutter Nachtdienste hatte und ihr Vater auf Sauftour war. Sie waren etwa 6 Jahre alt, oder? Und ihr Bruder 4?

P: Ja. Ich hatte immer richtig Angst, dass er krank werden könnte und ich dann nicht weiß, was ich machen soll. Mama wusste ja oft auch gar nicht, dass mein Vater nicht da war.

T: Das klingt für mich so, als ob die Situation, mit Ihrem Bruder alleine zu sein, auch ganz viel Bedrohliches an sich hatte und ja auch objektiv gefährlich war. In dem Alter kann man ja schließlich noch gar nicht so viel Verantwortung tragen. Sie müssen massiv überfordert gewesen sein.

P: Das war ich wohl, aber irgendwie habe ich es gepackt, ich hatte ja gar keine Wahl.

T: Das stimmt, damals hatten Sie keine Wahl. Ich habe das Gefühl, dass auch heute, wenn Sie alleine sind, diese alten Gefühlsmuster von Bedrohung und Überforderung anklopfen, und die Annahme, dass Sie alleine nicht zurechtkommen, aufrechterhalten. Kann das sein?

P: Das kann gut sein. Ich weiß ja vom Kopf her auch, dass mir jetzt nichts passieren kann, wenn ich alleine bin, aber es fühlt sich halt genauso an wie damals.

T: Sie müssten im Skillstraining schon den Skill »Vorsicht Falle« kennengelernt haben, der könnte Ihnen dabei helfen, das alte Zeug von der aktuellen Situation unterscheiden zu lernen. Wir nennen das auch Diskriminationstraining, also Unterscheidungslernen.

P: Ich erinnere mich dunkel ...

T: Stellen Sie sich vor, Sie sind allein zuhause und diese alten Gefühle schleichen sich an und beißen Sie in den Nacken. Was ist dann trotzdem anders an der Situation?

P: Na ja, ich bin erwachsen und eigentlich kann ich gut für mich sorgen.

T: Ja, genau – und Sie können sich das zusätzlich ins Gedächtnis rufen, indem Sie z. B. Ihre Hände betrachten und sehen, dass dies die Hände einer Erwachsenen sind und nicht die eines Kindes. Was ist noch alles anders?

Bearbeitung dysfunktionaler Grundannahmen: Beispieldialog

P: Mein Bruder ist dann nicht bei mir und er ist mittlerweile ja auch erwachsen. Die Umgebung ist auch anders. Ich bin nicht in unserer alten Wohnung, sondern in meiner WG.

T: Super, ganz genau. Also ganz viele Unterschiede, sowohl an Ihrer Person, als auch an der Umgebung. Ihr Gehirn fordert Sie dazu auf, die Gemeinsamkeiten wahrzunehmen und warnt Sie, dass die Situation bedrohlich sein könnte. Das ist auch gut so, deswegen müssen wir auch nicht erst jede heiße Herdplatte anfassen, um zu verstehen, dass alle heiß sein könnten. Das Gehirn merkt sich alle bedrohlichen Reize und warnt bei ähnlichen Reizen. Und deswegen müssen Sie Ihr Gehirn behutsam vom Gegenteil überzeugen. Und das klappt mit Fokussierung auf die Unterschiede.

P: Das klingt schon mal ganz gut, was kann ich denn dann noch machen?

T: Am besten klappt es, wenn Sie das Gefühl der Bedrohung noch dadurch abschwächen, dass Sie versuchen, es sich so behaglich wie möglich machen. Das heißt, nicht krampfhaft nach Ablenkung suchen, sondern versuchen, das Alleinsein angenehmer zu gestalten. Sich so zu behandeln, wie Sie auch einen Gast behandeln würden. Also gut bekochen, Musik anmachen im Hintergrund, Servietten benutzen usw.

P: Okay, bislang esse ich dann eher nur schnell was bei einer Serie oder bin nur am Handy, um mich abzulenken.

T: Probieren Sie es mal so, wie ich es beschrieben habe. Lassen Sie uns gleich eine konkrete Situation planen, in der Sie dies üben können. Wir können Ihrer Grundannahme auch noch zusätzlich auf den Pelz rücken, in dem wir versuchen, Ereignisse zu finden, die nicht zu dieser gepasst haben. Ich erinnere mich da z. B. an Ihren Urlaub alleine mit dem Camper. Sie haben mir erzählt, dass Sie das Alleinsein in der Natur als ganz befreiend erlebt haben?

P: Das stimmt. Ich habe nur die Geräusche der Natur wahrgenommen und mich ganz frei gefühlt.

T: Vielleicht hieße dies ja dann, dass die Grundannahme »Ich komme allein nicht zurecht« etwas umgeschrieben werden könnte, was würde denn tatsächlich gerade besser passen?

P: Vielleicht: »In bestimmten Situationen, z. B. wenn ich davon überrascht werde, macht mir das Alleinsein noch Angst«?

T: Ja, das klingt schon viel besser. Es ist auch normal, dass Sie noch skeptisch sind und sich diese umformulierte Annahme noch nicht so stimmig anfühlt. Was könnten Sie denn noch tun, um zu überprüfen, welche Annahme aktuell eigentlich besser zutrifft?

P: Vielleicht genau schauen, ob es noch mehr Beispiele gibt, in denen ich Alleinsein okay finde? Mir ist gerade eingefallen, dass ich tatsächlich neulich Lust drauf hatte, mal alleine ins Kino zu gehen. Und dann habe ich aber doch gedacht, dass ich mir vielleicht blöd vorkomme, wenn alle dann als Pärchen hingehen. Aber vielleicht trau ich mich das ja einfach mal ...

T: Ja, das klingt nach einem guten Experiment! Vielleicht finden wir ja noch weitere Beispiele, wo Alleinsein mit angenehmen oder zumindest neutralen Gefühlen verbunden war.

Verbesserung der Selbstfürsorge: Beispieldialog

Eine komorbid zur Borderline-Persönlichkeitsstörung depressive Patientin befindet sich in der Behandlungsphase 3. Sie hat ihr Fachabitur erlangt und befindet sich seit kurzem im Studium der Sozialen Arbeit. Kürzere depressive Einbrüche sind weiterhin vorhanden, führen aber zu weniger Rückzugsverhalten oder Krankschreibungen als zu Beginn der Behandlung. Oft berichtet sie jedoch noch Schwierigkeiten, sich selbstfürsorglich zu verhalten und sich selbst mit Güte und Wertschätzung zu begegnen.

T: Hatten Sie jetzt nicht die Klausur geschrieben letzten Donnerstag? Wie ist es denn gelaufen?

P: Die Klausur lief tatsächlich besser als gedacht. Ich hatte damit gar nicht gerechnet, da mir das Lernen vorab so schwer gefallen ist.

T: Oh, woran lag es denn, dass Ihnen das Lernen so schwer gefallen ist? Ich dachte, es sei sogar ein recht spannendes Thema gewesen?

P: Ja, schon, aber ich war richtig krank geworden und musste ja dann noch arbeiten die Tage vorher und dann habe ich es abends einfach nicht geschafft zu lernen. Ich habe mich richtig über mich geärgert und es recht lange versucht, es wollte aber einfach nichts in meinen Kopf rein.

T: Moment. Habe ich das richtig verstanden, dass Sie richtig krank geworden sind und trotzdem arbeiten waren? Was hatten Sie denn?

P: Ich weiß nicht so genau, ich war ja nicht beim Arzt, aber ich hatte ganz starke Kopfschmerzen und mein Hals hat so weh getan. Ich glaube, ich hatte sogar Fieber.

T: Und damit sind Sie arbeiten gegangen? Das klingt so, als wären Sie dazu gar nicht in der Lage gewesen.

P: Eigentlich nicht wirklich, aber ich wollte mich nicht krankmelden und ich dachte mir, dass ich das schon hinbekomme.

T: Klingt für mich ein bisschen nach Kopf durch die Wand, kann das sein?

P: Ja, ich weiß. Hat dann ja auch nicht gut geklappt mit dem Lernen, das war dann wohl der Preis dafür ...

T: Mir fällt immer wieder auf, welch unterschiedliche Standards Sie an den Tag legen, wenn es um Ihr Wohlergehen oder das anderer Personen geht. Sie hatten doch neulich sogar den Dienst einer Kollegin übernommen, weil diese sich nicht gut gefühlt hatte, oder?

P: Ja, das stimmt. Sie sah aber auch wirklich schlecht aus. Ich hätte einer Freundin wahrscheinlich auch geraten, nicht arbeiten zu gehen, wenn die mir ähnliche Symptome, wie ich sie hatte, geschildert hätte. Aber es bin ja nur ich.

T: Und Sie haben es nicht verdient, sich zu schonen und gut für sich zu sorgen?

P: Es fällt mir sehr schwer. Früher hätte ich sofort gesagt, dass ich es nicht wert bin oder sowas ähnliches. Jetzt würde ich vom Kopf her schon sagen, dass ich es theoretisch schon okay fände, mich auszuruhen und für mich zu sorgen, aber die Umsetzung klappt dann nicht immer.

T: Was steht dem denn im Wege? Sind es hinderliche Gefühle oder Gedanken, die die Umsetzung schwermachen?

P: Ich hasse es, mich auszuruhen. Wenn ich mich dann z. B. am Tag ins Bett lege, dann erinnert mich das so stark an meine früheren Depri-Phasen. Und dann fühlt es sich fast wieder genauso an. Daher vermeide ich es einfach, so lange es geht. Damit verschleppe ich aber oft Krankheiten und quäl mich dann viel länger damit rum.

Verbesserung der Selbstfürsorge: Beispieldialog

T: Wenn Sie es mir so schildern, kann ich gut nachvollziehen, dass Sie es dann eher scheuen, sich auszukurieren, und versuchen alles so lange wie möglich durchzuziehen!

P: Ja, genau, oft klappt das mit dem Durchziehen ja auch ganz gut, insgesamt würde ich schon sagen, dass ich dadurch etwas robuster bin. Aber ich finde oft den Punkt nicht, an dem es wirklich nicht mehr geht.

T: Vollkommen verständlich, es war in der Vergangenheit für Sie ja auch eine nützliche Überlebensstrategie, erst mal weiterzumachen und gar nicht so genau zu schauen, wie es Ihnen eigentlich gerade geht.

P: Ja, voll. Bis nichts mehr ging halt. Und dann kamen ja auch immer diese totalen Rückzugsphasen. Jetzt würde ich schon sagen, dass ich besser auf mich aufpasse und früher reagiere, aber wenn ich mich krank fühle, ist es für mich immer noch voll schwer.

T: Was würde Ihnen Ihr liebevoller Begleiter denn in so einer Situation für einen Rat geben?

P: Mmh ... vielleicht, dass es ja eine andere Situation ist und sich schonen und zurückziehen diesmal helfen würde und es nicht verschlimmert? Und dass ich es auf jeden Fall verdient habe, mich gut zu behandeln.

T: Ja, das klingt gut. Was für Handlungen könnten Ihnen denn noch helfen, das Kranksein deutlich vom Depri-Sein zu unterscheiden?

P: Vielleicht Freunde bitten, für mich einkaufen zu gehen, oder gesunde Sachen zu essen, Tee zu trinken, Sie wissen schon. So Zeug, was »normale« Menschen eben machen, wenn sie krank sind?

T: Ja, dieses »Normalo-Verhalten« könnte Ihnen ganz gut helfen, zwischen beiden Phasen zu unterscheiden, würde Ihr Wohlergehen ernstnehmen und Ihnen dabei helfen können wieder auf die Beine zu kommen. Was könnte Ihnen dabei helfen, den Punkt zu identifizieren, an dem Schonen und um sich Kümmern angesagt wäre?

P: Vielleicht tatsächlich wieder mehr innere Achtsamkeit zu üben? Diese Übung des Atemraums, die wir mal gemeinsam gemacht haben und die ich dann noch eine Zeitlang angewandt habe?

T: Ja, die hatte ich auch gerade im Kopf! Gibt es noch ein Symbol, welches Sie daran erinnern könnte, liebevoll und selbstfürsorglich mit sich umzugehen?

P: Ich könnte mir ein Foto aus dem Wanderurlaub an den Spiegel kleben, da fiel es mir irgendwie leichter, gut mit mir umzugehen, weil ich wusste, wenn ich mich nicht um meine Blasen an den Füßen kümmere, kann ich nicht mehr weiterlaufen.

T: Super Idee! Und wir werten in den Sitzungen dann gemeinsam aus, wie es geklappt hat.

Tipp • Die Ambivalenz aushalten lernen

Häufig haben Boderline-Patient:innen keine Modelle fürsorglicher, elterlicher Pflege erfahren und müssen erst lernen, was es überhaupt bedeutet, sich gut um sich zu kümmern. Dies kann sich auf das Auskurieren bei Erkrankungen, aber auch die Wahrnehmung sinnvoller Vorsorgeuntersuchungen beziehen. Insbesondere Patient:innen mit sexuellen Traumatisierungen in der Vorgeschichte fallen regelmäßige gynäkologische Untersuchungen sehr schwer. Es empfiehlt sich eine genaue Exploration des selbstfürsorglichen Verhaltens, was die Versorgung von Krankheiten und das Aufsuchen von Ärzt:innen anbelangt, und behutsam am Abbau von Vermeidungsverhalten zu arbeiten.

9 Dos und Don'ts

Die Behandlungselemente der DBT stellen die Einzeltherapie mit der besonderen Anwendung dialektischer Behandlungsstrategien sowie der Nutzung der Selbstbeobachtung der Patient:innen mittels der Tagebuchkarte (Diary Card), das Telefoncoaching, das Fertigkeitentraining (Skillsgruppe) und die Besprechung der Behandlungsfälle im Intervisionsteam (DBT-Team) dar. Zu den benannten Behandlungselementen erhalten Sie auf Informationsblättern dieses Kapitels eine Übersicht in Form von Dos und Don'ts, um nichts Essenzielles aus den Augen zu verlieren. Mithilfe von Positiv- und Negativbeispielen in Dialogform wird die Anwendung in der Praxis verdeutlicht.

Erläuterung der Materialien dieses Kapitels

INFO 45 Dos und Don'ts: Aufbau der therapeutischen Beziehung
Dieses Informationsblatt nennt die wichtigsten Punkte, die beim Aufbau der therapeutischen Beziehung zu berücksichtigen sind. Der Umgang mit der zu Beginn häufigen Frage nach Unterstützung im Falle einer Krise wird anhand eines Positiv- und Negativbeispiels verdeutlicht.

INFO 46 Dos und Don'ts: Arbeit mit der Diary Card
Hilfreiche Hinweise und Fallstricke bei der Nutzung der Diary Card werden vorgestellt. Im Positiv- und Negativbeispiel werden Reaktionen auf therapiegefährdendes Verhalten im Zusammenhang mit der Diary Card dargelegt.

INFO 47 Dos und Don'ts: Telefoncoaching
Dos und Don'ts zum Thema Telefoncoaching werden aufgelistet, das direktive Coaching der Patient:innen wird im Dialog dargestellt und einem Negativbeispiel gegenübergestellt.

INFO 48 Dos und Don'ts: DBT-Team
Die grundlegenden Bedingungen zur Durchführung eines DBT-Teams werden vorgestellt und zu berücksichtigende Punkte dargelegt. Der dialektische Umgang miteinander im Team wird anhand eines Positiv- und Negativbeispiels verdeutlicht.

INFO 49 Dos und Don'ts: Skillsgruppe
Wesentliche Punkte beim Aufbau und der Gestaltung einer Skillsgruppe werden abgebildet. Der Umgang mit Störungen in der Gruppe wird beispielhaft erläutert.

INFO 45 • E

Dos und Don'ts: Aufbau der therapeutischen Beziehung

Dos	Seien Sie offen und wertschätzend.
	Validieren Sie insbesondere Gefühle der Unsicherheit und Scham. Ein parathymer Affekt der Patient:innen kann diese Gefühle oft maskieren.
	Berücksichtigen Sie insbesondere die Grundannahme, dass Patient:innen sich grundsätzlich ändern möchten. Respektieren Sie, dass diese sich möglicherweise zu Beginn unseren Methoden gegenüber skeptisch zeigen.
	Erzählen Sie eigene für die Patient:innen zumutbare Beispiele Ihrer Biografie oder Ihres Alltags, um z. B. Skillsanwendung zu normalisieren.
Don'ts	Versprechen Sie Patient:innen nicht, dass diese Therapie Ihnen sicher helfen wird und dass Sie immer für die Patient:innen da sein werden.
	Geben Sie sich nicht als Expert:in für selbstverletzendes Verhalten aus, die meisten Therapeut:innen haben sich nie selbst verletzt. Stellen Sie klar, dass Sie lediglich Erfahrung darin haben, wie die Auftretensfrequenz reduziert werden kann oder dass Sie viele Patient:innen mit ähnlichen Verhaltensmustern behandelt haben. Hüten Sie sich gleichzeitig vor Aussagen wie »Das muss doch weh tun«, welche begünstigen, dass sich Patient:innen in deren subjektiver »Abartigkeit« bestärkt fühlen.
	Versuchen Sie keine Kumpelei über das Berichten eigener Erfahrungen mit z. B. Drogenkonsum oder chaotischen Beziehungsmustern in Ihrer Jugend.
	Überschreiten Sie nicht eigene Grenzen, wie das Ausweiten der Therapiezeit, ohne es kritisch zu hinterfragen oder im DBT-Team zu berichten.
	Übersehen Sie nicht die Gefahr der Idealisierung zu Beginn der Behandlung durch die Patient:innen.

Umgang mit dem Wunsch nach viel Unterstützung

Do:

P: Und wenn ich dann mal in einer schlechten Phase bin, können wir dann immer mehrmals in der Woche Therapie machen?

T: Ich kann mir gut vorstellen, dass Sie die Vorstellung entlasten würde, aber ich möchte Ihnen nicht pauschal etwas zusichern, was ich nicht halten kann. Es käme darauf an, ob es überhaupt sinnvoll wäre, dann mehr Therapie anzubieten, ob ich es zeitlich hinbekommen würde und ob ich in dieser Zeit überhaupt verfügbar bin. Was ich Ihnen zusichern kann, ist, dass ich mein Möglichstes gebe, Ihnen zu helfen, aus der Krise wieder herauszukommen.

Don't:

P: Und wenn ich dann mal in einer schlechten Phase bin, können wir dann immer mehrmals in der Woche Therapie machen?

T: Das kriegen wir dann schon irgendwie hin, machen Sie sich keine Sorgen. Haben Sie Vertrauen, dass die Therapie Ihnen helfen wird. Ich denke, Sie werden keine derartigen Krisen wie ohne Therapie mehr erleben.

Dos und Don'ts: Arbeit mit der Diary Card

Dos	Validieren Sie die Mühe, die das tägliche Ausfüllen bereitet.
	Passen Sie die Diary Card an die Bedürfnisse der Patient:innen an (z. B. kann auch in einem Bullet Journal oder dem Handy dokumentiert werden, wenn dies schon vorher regelmäßig genutzt wurde).
	Helfen Sie den Patient:innen dabei, das Ausfüllen im Alltag zu implementieren, etwa über das Knüpfen an tägliche Alltagsabläufe (z. B. immer nach dem Zähneputzen ausfüllen).
	Fragen Sie in jeder Sitzung zu Beginn nach der Diary Card und besprechen Sie diese kurz zuerst, um die Sitzungsagenda zu erstellen.
	Modifizieren Sie die Diary Card im Verlauf der Therapie, um Fortschritte für die Patient:innen deutlicher zu machen (z. B. muss Selbstverletzungsdrang nach einem bestimmten Intervall von »Schneidefreiheit« nicht mehr täglich dokumentiert werden).
Don'ts	Gehen Sie nicht darüber hinweg, wenn Patient:innen die Diary Card nicht regelmäßig führen, auch in einer Krise kann die tägliche Selbstbeachtung helfen, z. B. Frühwarnanzeichen zu monitoren.
	Seien Sie nicht rigide und pochen Sie nicht auf die Nutzung einer Standard-Diary-Card, wenn Patient:innen Ihnen gute Gründe liefern, die Selbstbeobachtung anzupassen.
	Übergehen Sie nicht hohe Werte bei Suizidalität, auch wenn Patient:innen Ihnen nicht suizidal erscheinen. Patient:innen kommunizieren mit uns darüber und wünschen sich u. U. eine Validierung der dahinterstehenden Not.
	Tragen Sie keine bloße Zustandsbeobachtung ab (z. B. das Ausmaß der depressiven Symptomatik), wenn sich beobachtbares Verhalten eintragen lässt (z. B. das Ausmaß, in dem angenehme Aktivitäten aufgesucht wurden, regelmäßig gegessen wurde etc.).
	Entsorgen Sie alte Diary Cards Ihrer Patient:innen nicht, sondern bitten Sie diese, sich einen Ordner zur Sammlung anzulegen. So lassen sich im Verlauf Veränderungen über längere Zeiträume abbilden.

Reaktion auf das Nichtführen der Diary Card

Do:

P: Ich hab's einfach nicht geschafft, die Woche mit der Diary Card, es war so viel los bei mir und mir ging es überhaupt nicht gut.

T: Ich kann gut verstehen, dass es Ihnen schwerfällt, in einer Woche mit viel Stress und schlechter Stimmung auch noch das regelmäßige Ausfüllen auf dem Schirm zu haben. Gleichzeitig kann ich Ihnen besser helfen, wenn ich einen genauen Einblick in die Woche bekomme und wir nicht nur auf Ihre Erinnerungen zurückgreifen müssen. Bevor wir darauf zu sprechen kommen, was überhaupt los war – Haben Sie eine Idee, wie Sie es hinbekommen könnten, zukünftig auch in so einer Woche die Diary Card zu führen?

Dos und Don'ts: Arbeit mit der Diary Card

Don't: (1)

P: Ich hab's einfach nicht geschafft die Woche mit der Diary Card, es war so viel los bei mir und mir ging es überhaupt nicht gut.

T: Das kann ich gut verstehen, das ist für Sie bestimmt auch alles ganz schön viel gerade. Erzählen Sie mal in Ruhe, was los war!

Don't: (2)

P: Ich hab's einfach nicht geschafft die Woche mit der Diary Card, es war so viel los bei mir und mir ging es überhaupt nicht gut.

T: Die Therapie bringt so gar nichts. Sie müssen wirklich zuverlässiger werden. Kein Wunder, wenn es Ihnen nicht gut geht, wenn Sie nichts dafür tun, dass sich was ändert.

INFO 47 • E

Dos und Don'ts: Telefoncoaching

Dos	Bieten Sie nur Zeitfenster an, die auch auf Dauer für Sie machbar sind. Erweitern Sie lieber in Krisenzeiten Ihre Verfügbarkeiten, als diese im Verlauf generell einzuschränken.
	Sorgen Sie dafür, dass Sie so ruhig und konzentriert wie möglich ans Telefon gehen können und die Umgebung störungsfrei gestaltet ist.
	Haben Sie einen Ablaufplan im Kopf oder ggf. als Spickzettel neben sich liegen.
	Geben Sie direktive Vorschläge zur Skillsanwendung, die im Verhaltensrepertoire der Patient:innen liegen.
	Verhalten Sie sich umsichtiger, wenn Sie Patient:innen noch nicht gut kennen oder diese in einer Krise mit Symptomatik reagieren, die das eigenverantwortliche Verhalten einschränken könnte (z. B. psychotische oder bipolare Symptomatik).
Don'ts	Spielen Sie den Ball nicht zurück zur/zum Patient:in. Diese rufen an, weil sie selbst keinen Plan zur Lösung haben.
	Führen Sie keine langatmigen Therapiegespräche am Telefon im Rahmen eines Coachings. Ziel ist es, nur die Skillsanwendung zu unterstützen und sich bis zur nächsten Einzelsitzung über Wasser zu halten.
	Konfrontieren Sie Patient:innen nicht in einem Notfallkontakt damit, dass sie zu oft anrufen. Verlegen Sie dies auf die nächste Einzelsitzung.
	Setzen Sie keine Einweisung als aversive Konsequenz, wenn Patient:innen sich adäquat um ein Notfallcoaching bemühen und Sie nicht wirklich einen Suizidversuch befürchten. Prüfen Sie, ob Sie derzeit in einem Machtkampf mit der/dem Patient:in stecken.
	Decken Sie Patient:innen nicht, die das Notfallcoaching zu oft in Anspruch nehmen und bringen Sie wirklich jede Kontaktierung ins Team ein. Oft haben Therapeut:innen den Impuls, eine Überforderung durch Patient:innen herunterzuspielen, da sie Angst vor der Umsetzung der damit verbundenen Konsequenzen haben oder sich das ungünstige Verhalten der Patient:innen auf die eigene Fahne schreiben.

Direktives Coaching bei Notfallkontaktierungen

Do:

P: Ich bin vollkommen überfordert und so angespannt. Am liebsten würde ich mich jetzt schneiden, was kann ich denn stattdessen tun?

T: Sie schnappen sich jetzt erstmal eine Jacke und gehen raus. Sie hatten mir mal erzählt, dass es Sie beruhigt, schnell zu gehen, und die kalte Luft heute kann Ihnen helfen, sich zu beruhigen. Das machen Sie für mindestens eine halbe Stunde. Klingt das machbar für Sie?

Don't:

P: Ich bin vollkommen überfordert und so angespannt. Am liebsten würde ich mich jetzt schneiden, was kann ich denn stattdessen tun?

T: Was glauben Sie denn, würde Ihnen jetzt guttun?

Dos und Don’ts: DBT-Team

Dos	Planen Sie regelmäßige Teamzeiten, die Sie gut in Ihren Alltag integrieren können. Sogar nur einmal im Monat für 1,5 h ein Team abzuhalten, kann hilfreich sein.
	Verknüpfen Sie Sinnvolles mit Nützlichem und melden Sie die Teams als Intervisionsgruppe bei der Kammer an, so kommen Sie Ihrer Fortbildungsverpflichtung nach und verbessern die Qualität Ihrer Arbeit mit Borderline-Patient:innen.
	Bringen Sie trotz Scham auch eigene Therapiestörungen (z. B. anhaltender ungerechtfertigter Unmut gegenüber Patient:innen, fehlendes Know-how) in das Team ein.
	Berücksichtigen Sie die Meinung aller teilnehmenden Personen. Oft bringen gerade unerfahrenere Kolleg:innen neue Blickwinkel mit ein.
	Erstellen Sie eine Fallvignette, wenn Sie neue Patient:innen einbringen möchten, die nicht allen Teilnehmenden bekannt sind.
Don’ts	Nutzen Sie das Team nicht nur zur bloßen Entlastung und be- oder entwerten Sie das Verhalten der Patient:innen nicht. DBT-Therapeut:innen bemühen sich, so über die Patient:innen zu sprechen, als seien diese anwesend.
	Sehen Sie das Team nicht als obsolet und vermeiden Sie dieses nicht, weil Sie gerade so viel zu tun haben. Es kann die Qualität Ihrer Arbeit und die Arbeitszufriedenheit deutlich verbessern.
	Packen Sie Ihre Kolleg:innen nicht in Watte. Sprechen Sie Dinge an, die Ihnen auffallen, auch wenn diese schambesetzt sind (z. B. wenn ich den Eindruck habe, meine Kollegin ist in einen Patienten verliebt oder behandelt eine Patientin ungerecht, weil sie gerade gestresst ist).
	Gehen Sie nicht automatisch davon aus, dass Ihre Kolleg:innen schon richtig mit Patient:innen umgehen, sondern versuchen Sie die Situation auch aus dem Blickwinkel von Patient:innen zu betrachten. Das fühlt sich zu Beginn oft so an, als würden wir unseren Kolleg:innen in den Rücken fallen, kann aber sehr hilfreich sein, um therapiegefährdendes Verhalten von Kolleg:innen zu entdecken.
	Verschweigen Sie Ihren Patient:innen nicht, dass Sie diese im Team besprechen. Auch wenn Sie nicht die Schweigepflicht gefährden, da Sie diese anonym besprechen, droht die Gefahr des Wiedererkennens bei Teammitgliedern. Auch kann es für Patient:innen wertschätzend sein, mitzubekommen, wie viele Therapeut:innen um das das Gelingen der Behandlung bemüht sind.

Umgang mit eigenem therapiegefährdendem Verhalten:

Do:

T1: Ich bin weiß einfach nicht weiter, was ich mit Frau M. machen soll. Ich ärgere mich auch ziemlich über ihr Verhalten.

T2: Ich kann verstehen, dass dich die Situation gerade ziemlich hilflos macht. Kannst du nochmal genau beschreiben, was Frau M. konkret in euren Sitzungen macht, was dich so ärgert?

Dos und Don'ts: DBT-Team

Don't: (1)

T1: Ich bin weiß einfach nicht weiter, was ich mit Frau M. machen soll. Ich ärgere mich auch ziemlich über ihr Verhalten.

T2: Ja, das kann ich gut verstehen, ich finde sie auch ziemlich anstrengend. Das geht gar nicht, wie sie sich dir gegenüber verhält. Sorg jetzt erstmal gut für dich und nimm dir noch einen Tee.

Don't: (2)

T1: Ich bin weiß einfach nicht weiter, was ich mit Frau M. machen soll. Ich ärgere mich auch ziemlich über ihr Verhalten.

T2: Dass dich das so ärgert! Das muss ja schon irgendwas mit dir zu tun haben, meinst du nicht?

Tipp

Nehmen Sie in den Behandlungsvertrag einen Abschnitt mit auf, in welchem Sie Patient:innen über das DBT-Team als Behandlungsmethode aufklären. Nennen Sie alle derzeit im DBT-Team anwesenden Personen und lassen Sie sich von der Schweigepflicht diesen gegenüber von der/dem Patient:in entbinden. So ist ein offener Austausch möglich und die Gefahr des Wiedererkennens trotz Anonymisierung umgangen. Als Benefit für die Patient:innen können Sie anbieten, die (Dienst-)Rufnummern aller teilnehmenden Therapeut:innen anzugeben, so dass Patient:innen die Möglichkeit haben, diese bei Bedarf zu kontaktieren. Dies kann günstig sein, wenn ein:e Patient:in eine Therapiegefährdung ihrer/ihres behandelnden Therapeut:in besprechen möchte, sich aber nicht traut, sich direkt an ihre:n Einzeltherapeut:in zu wenden oder das Ansprechen als nicht zielführend erlebt wurde. Vereinbaren Sie zuvor im Team, wie mit einem derartigen Anruf umgegangen würde.

INFO 49 • E

Dos und Don’ts: Skillsgruppe

Dos	Führen Sie zur Indikationsklärung der Teilnahme an der Gruppe Vorgespräche, in denen Sie das Commitment der Patient:innen zur regelmäßigen Teilnahme und die generelle Eignung (z. B. ausreichende Abstinenz, um suchtmittelfrei an den Gruppensitzungen teilnehmen zu können) prüfen und den Skillsgruppenvertrag besprechen.
	Lassen Sie die inhaltliche Einführung durch die Gruppenmitglieder erfolgen. Es führt immer die/der Patient:in ein, die/der zuletzt in die Gruppe eingestiegen ist. Eine Einführung kann z. B. in einer Aufklärung über die Spannungskurve und die Zuordnung der Skillsmodule bestehen.
	Gestalten Sie das Curriculum so, wie es für Ihre Zielgruppe hilfreich ist. Ergänzen Sie z. B. das Suchtmodul oder verkürzen Sie das Curriculum auf ein halbes Jahr, wenn es erforderlich ist.
	Arbeiten Sie mit einer/einem Co-Trainer:in und achten Sie auf einen validierenden und dialektischen Umgang miteinander und gegenüber den Patient:innen.
	Nutzen Sie unterschiedliche Medien (z. B. Filmszenen, in denen bestimmte Gefühle dargestellt werden; Cartoons zur Einführung in Achtsamkeit; Flipcharts zur Mitschrift von Brainstorming-Inhalten bei der Einführung eines neuen Themas), um die Gruppe abwechslungsreich zu gestalten.
Don’ts	Überfrachten Sie die Gruppe nicht mit zu vielen Patient:innen. Eine Teilnehmer:innenanzahl von acht Patient:innen bei zwei Trainer:innen sollte nicht überschritten werden.
	Lassen Sie die Gruppe nicht zu heterogen werden. Es kann sinnvoll sein, auch Patient:innen ohne Borderline-Persönlichkeitsstörungsdiagnose und mit anderen Impulskontrollstörungen eine Fertigkeitengruppe anzubieten, Borderline-Patient:innen profitieren jedoch oft sehr vom Austausch untereinander.
	Bilden Sie wenn möglich keinen offenen Stuhlkreis, sondern achten Sie auf eine Lernatmosphäre mit Tischen oder anderen Möglichkeiten zur Mitschrift.
	Vermeiden Sie offene Blitzlichtrunden oder Spannungsabfragen in der Runde, welche zur ausschweifenderen Angabe der eigenen Befindlichkeit einladen. Vorrangigstes Ziel der Gruppe ist der Skillserwerb; die Anspannung und das allgemeine Befinden der Teilnehmenden sind nur relevant, wenn es die Konzentration auf dieses Ziel deutlich beeinträchtigt oder den Gruppenablauf stört. Dann wird mithilfe von Skills (z. B. zur kurzfristigen Spannungsregulation) versucht, die konzentrierte Mitarbeit wieder herzustellen.
	Unterstützen Sie Ihre (Einzel-)Patient:innen nicht dabei, die Gruppe zu vermeiden und vernachlässigen Sie nicht therapiegefährdendes Verhalten, welches in der Gruppe aufgetreten ist. Sobald Sie im Team über dieses Rückmeldung erhalten haben, ist es im darauffolgenden Einzeltermin notwendiger Inhalt. Unterstützen Sie Ihre Patient:innen auch bei der Skillsanwendung in der Gruppe (z. B. Förderung beziehungsorientierter Strategien, wenn diese berichten ein:e Skillstrainer:in erinnere sie an eine:n unliebsame:n Lehrer:in).

Dos und Don’ts: Skillsgruppe

Umgang mit Störungen in der Gruppe:

Do:

T1: (Erklärt gerade einen neuen Skill am Flipchart) Beispiele, um sich selbst zu beruhigen mithilfe der fünf Sinne können also Dinge sein, die eher angenehme Reize für uns darstellen ...

T2: (hat die Gruppe im Blick und bemerkt eine Patientin, die abwesend zu sein scheint) Sorry, ich unterbreche Dich mal kurz – Frau N., Sie wirken nicht ganz dabei, was ist denn los?

P: Ich kann mich gerade gar nicht richtig auf die Gruppe einlassen.

T2: Können Sie mir genau beschreiben, was Sie damit meinen, sich nicht einlassen zu können heute? Sind Sie z. B. angespannt oder durch Gedanken abgelenkt?

P: Ich bin total angespannt.

T2: Wie angespannt sind Sie genau?

P: Ich weiß nicht genau, aber schon hoch, mehr als 70.

T2: Haben Sie Skills dabei?

P: (kramt in der Tasche) Ja, ich habe hier meinen Igelball dabei.

T2: Probieren Sie doch erstmal, diesen über den Arm zu rollen und sich darauf zu konzentrieren. Sollte die Spannung nicht runtergehen, dann gehen Sie zur Toilette und lassen sich am Waschbecken kaltes Wasser über den Arm laufen, okay?

P: Ja, ich versuche es.

T1: Super, dass Sie daran gedacht haben, Skills mitzubringen. Ich mach jetzt mal weiter (nimmt Erklärung wieder auf).

Don’t:

T1: (Erklärt gerade einen neuen Skill am Flipchart) Beispiele, um sich selbst zu beruhigen mithilfe der fünf Sinne können also Dinge sein, die eher angenehme Reize für uns darstellen ...

T2: (hat die Gruppe im Blick und bemerkt eine Patientin, die abwesend zu sein scheint) Sorry, ich unterbreche dich mal kurz – Frau N., Sie wirken nicht ganz dabei, was ist denn los?

P: Ich kann mich gerade gar nicht richtig auf die Gruppe einlassen.

T2: Oh, das ist schlecht. Was ist denn los?

P: Ich hatte heute einen richtig blöden Schultag und dann gerade noch richtig Streit mit meinem Freund!

T2: Das klingt ja wirklich anstrengend, was brauchen Sie denn, um sich auf die Gruppe einlassen zu können?

P: Keine Ahnung, vielleicht geht’s heute einfach nicht.

T2: Vielleicht sorgen Sie dann gut für sich heute und gehen, wenn es gar nicht mehr geht.

P: Ja, dann würde ich lieber gehen.

T2: Okay, dann sehen wir uns nächste Woche, wenn es Ihnen besser geht.

P: Ja, mal schauen.

10 Mein Wissen überprüfen

Die Arbeitsblätter dieses Kapitels können dazu genutzt werden, Ihren aktuellen Kenntnisstand der DBT näher zu beleuchten. Sie beinhalten offene Fragestellungen sowie Multiple-Choice-Fragen und Transferaufgaben zu den theoretischen Hintergründen der DBT, der Behandlungsstruktur, den Grundannahmen und ausgewählten Behandlungsstrategien. Die Abfrage theoretischen Wissens und die Anwendung der Behandlungsstrategien in der Praxis werden hierbei verknüpft, um den Wissenstransfer in Ihren klinischen Alltag zu erleichtern. Am Ende des Kapitels finden Sie eine Übersicht mit Hinweisen und Lösungen.

Erläuterung der Materialien dieses Kapitels

AB 11 Wissensüberprüfung: Grundlagen der DBT
Dieses Arbeitsblatt gibt die Möglichkeit zur Wissensüberprüfung zur Entstehung und den Grundlagen der DBT.

AB 12 Wissensüberprüfung: Behandlungsstruktur der DBT
Die unterschiedlichen Therapiephasen der DBT stellen die Grundlage für diese Wissensüberprüfung dar. Anhand eines Fallbeispiels kann die individuelle Zuordnung zu den ersten drei Therapiephasen erprobt werden.

AB 13 Wissensüberprüfung: Grundannahmen der DBT
Überprüfen Sie Ihr Wissen zu den Grundannahmen der DBT und reflektieren Sie die Anwendung der Grundannahmen in der Behandlung.

AB 14 Wissensüberprüfung: Therapiebeziehung in der DBT
Finden Sie Beispiele für die Übersetzung der dialektischen therapeutischen Beziehung in Therapietechniken, Haltungen, Denk- und Verhaltensweisen. Zur Veranschaulichung wird der Übung ein Beispiel vorangestellt.

AB 15 Wissensüberprüfung: Dialektische Behandlungsstrategien
Die Anwendung der dialektischen Behandlungsstrategien »Advocatus Diaboli«, »Ausdehnen/Übertreiben« und »Aus Zitronen Limonade machen« wird an beispielhaften Reaktionen geübt.

AB 16 Wissensüberprüfung: Validierungsstrategien
Die unterschiedlichen Validierungsstrategien stehen im Zentrum dieser Wissensüberprüfung. Insbesondere werden Beispiel der Validierungsstrategien V3-V7 gesammelt.

AB 17 Wissensüberprüfung: Verpflichtungsstrategien (Commitmentstrategien)
Unterschiedliche Aussagen zum Commitment und den entsprechenden Strategien werden überprüft. Anhand eines Beispieldialogs sollen Sie unterschiedliche Commitmentstrategien identifizieren.

AB 18 Wissensüberprüfung: Kontingenzmanagement
Ihr Wissen zum Kontingenzmanagement wird auf die Probe gestellt und soll auf ein Beispiel übertragen werden. Je drei Beispiele für positive und aversive Konsequenzen, die Therapeut:innen bewusst im Rahmen eines Kontingenzmanagements einsetzen können, werden gesammelt.

AB 11 • Ü

Wissensüberprüfung: Grundlagen der DBT

(1) Wann und wo wurde die DBT entwickelt?

....

(2) Wer begründete die DBT?

....

(3) Was unterscheidet den Ansatz der DBT von herkömmlicher Verhaltenstherapie?

....

....

(4) Bitte beschreiben Sie die Biosoziale Theorie der Borderline-Persönlichkeitsstörung in Ihren Worten:

....

....

(5) Welche der folgenden Aussagen zur Entstehung einer Borderline-Störung sind korrekt (bitte ankreuzen):

- ☐ (a) Es ist davon auszugehen, dass alle Personen mit einer Borderline-Störung eine sexuelle Traumatisierung in der Kindheit erlebt haben.
- ☐ (b) Eine Borderline-Persönlichkeitsstörung geht mit Defiziten der Emotionsregulation einher.
- ☐ (c) Genetische Einflüsse auf die Entwicklung einer Borderline-Störung konnten ausgeschlossen werden.
- ☐ (d) Unter einer invalidierenden Umwelt versteht man ein soziales Umfeld, welches nicht adäquat auf die Bedürfnisse einer Person einzugehen vermag.
- ☐ (e) Bei einer Person mit Borderline-Persönlichkeitsstörung besteht eine hohe Schwelle für emotionale Reaktionen.

(6) Aus welchen vier Behandlungselementen setzt sich die DBT zusammen?

....

....

(7) Bitte nennen Sie drei weitere, bzw. komorbid zur Borderline-Persönlichkeitsstörung bestehende Störungsbilder, für die Adaptionen der DBT entwickelt wurden:

....

....

AB 12 • Ü

Wissensüberprüfung: Behandlungsstruktur der DBT

Welche Problembereiche werden in den vier ursprünglich von Marsha Linehan definierten Behandlungsphasen der DBT fokussiert? Bitte tragen Sie die Antworten in dem Schaubild ab.

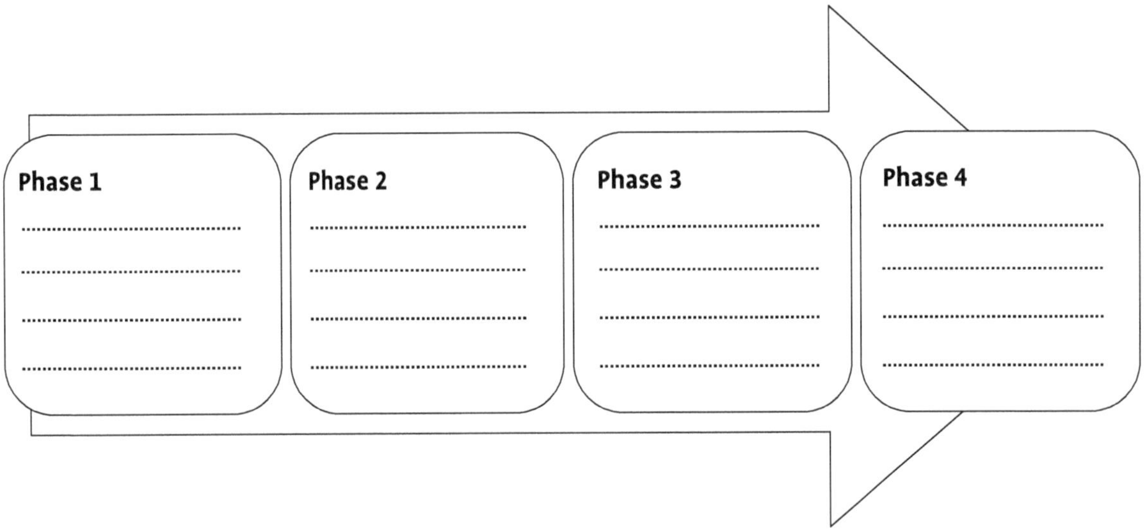

Ein 28-jähriger Patient kommt mit folgender Symptomatik in Ihre Behandlung: Er gibt an, mehrfach wöchentlich impulsiv und riskant Auto zu fahren, er dränge dann andere Autofahrer auf der Autobahn beiseite oder fahre schneller als die Geschwindigkeitsbegrenzung es zulasse. Ein Unfall sei bislang nicht geschehen, er sei aber schon mehrfach geblitzt worden. Dies geschehe oft nach Konflikten am Arbeitsplatz, er fühle sich nicht wohl auf seiner Arbeitsstelle und von Kollegen ausgegrenzt. Im Rahmen der Konflikte werde er oft laut und sage Dinge, die er hinterher bereue. Etwa ein-bis zweimal die Woche trinke er Alkohol, meist alleine und etwa eine Flasche Rotwein. Wenn er getrunken habe, komme er oft »komisch drauf« und schlage sich selbst ins Gesicht, müsse weinen und es komme vor, dass er dann an Suizid denke. Er habe in diesem Zustand auch schon Abschiedsbriefe verfasst und Suizidmethoden recherchiert. Er habe seit einem Jahr eine Partnerin, die in einer anderen Stadt lebe. Oft sei er sehr unsicher, ob er die Partnerschaft weiterführen möchte, da er sehr eifersüchtig sei und häufig Verlustängste erlebe. Er habe an seinem Wohnort wenige Freundschaften und nur konflikthafte familiäre Beziehungen und wünsche sich Unterstützung beim Aufbau eines sozialen Netzes.

Bitte ordnen Sie die Symptomatik des Patienten den ersten drei Behandlungsphasen zu:

Phase 1:

....

Phase 2:

....

Phase 3:

....

Wissensüberprüfung: Grundannahmen der DBT

(1) Was bedeutet die Grundannahme »Die Patient:innen geben sich wirklich Mühe«?

....

....

(2) Eine Therapeutin beschreibt im Team das Verhalten Ihrer Patientin mit den Worten »Sie hatte mal wieder keine Lust die Hausaufgaben zu machen, bei ihr tut sich einfach nichts.« Mit welchen Grundannahmen könnte diese Aussage interferieren?

....

....

(3) Welche Grundannahme könnte indes mit der hausaufgabenmüden Patientin vertieft werden?

....

....

(4) »Die Patient:innen haben zwar nicht alle Schwierigkeiten selbst herbeigeführt, aber müssen sie trotzdem selber lösen«. Finden Sie Beispielsituationen, in denen das Beherzigen dieser Grundannahme Patient:innen schwerfallen könnte.

....

....

(5) Wenn die Patient:innen in der DBT nicht versagen können, wer oder was kann denn dann versagen?

....

....

(6) Warum benötigen Therapeut:innen von Borderline-Patient:innen Unterstützung und in welcher Form wird diese gewährt?

....

....

....

AB 14 • Ü

Wissensüberprüfung: Therapiebeziehung in der DBT

Bitte finden Sie Beispiele für therapeutische Techniken, Haltungen, Denk- oder Verhaltensweisen, die für Sie die unterschiedlichen auszubalancierenden Pole repräsentieren.

Beispiel:

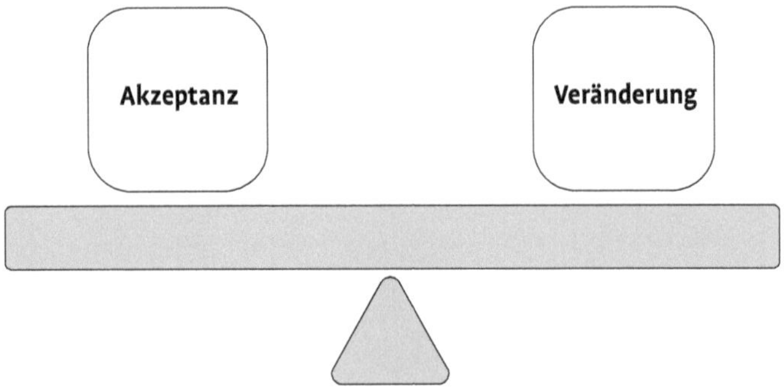

Validierungsstrategien	Commitmentstrategien
Anerkennung von Selbstverletzungen als kurzfristige Bewältigungsmöglichkeit bei hoher Anspannung	Hilfestellungen erarbeiten, um Skillsnutzung anstelle von Selbstverletzungen zu ermöglichen
Wertschätzende Kommunikation auf Augenhöhe	Klare Konfrontation bei Therapiegefährdungen
Toleranz gegenüber den Werten der Patient:innen	Infragestellen einer »Borderline-Identität« und Unterstützen beim Finden alternativer Wertesysteme

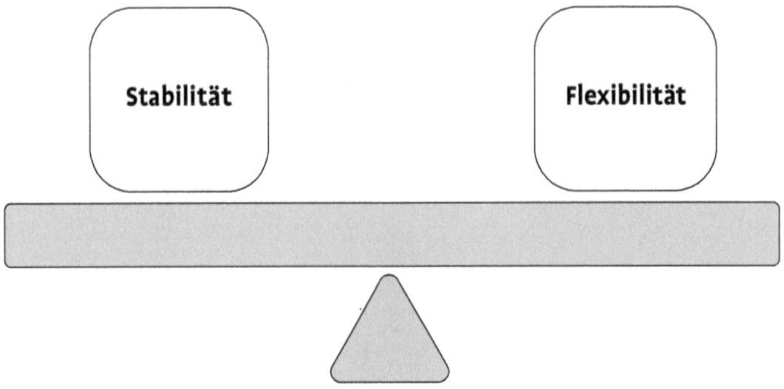

Wissensüberprüfung: Dialektische Behandlungsstrategien

(1) Finden Sie Beispiele für die Anwendung der dialektischen Behandlungsstrategie »Advocatus Diaboli« als Reaktion auf typische Patient:innenaussagen:

Beispiel

P: Jetzt hab' ich es kapiert, meine Ex ist einfach nicht gut für mich. Ich habe sie gestern geblockt und jetzt bleibt's dabei!

T: Sie hatten mir vor einer Woche noch erzählt, dass sie die einzige sei, die Sie bei einer Angstattacke beruhigen kann. Was machen Sie denn dann jetzt ohne sie?

P: Mit Sicherheit werde ich nicht mehr suizidal, jetzt wo ich gerade wieder in einer Beziehung bin.

Ihre Antwort:

....

....

....

(2) Finden Sie Beispiele für die Anwendung der dialektischen Behandlungsstrategie »Ausdehnen/Übertreiben« als Reaktion auf typische Patient:innenaussagen:

Beispiel

P: Ich bin mit Sicherheit die schlechteste Studentin an der ganzen Uni und werde mich total blamieren.

T: Vielleicht gibt da auch einen überregionalen Wettbewerb, an dem Sie teilnehmen können? Die schlechteste Studentin des ganzen Landkreises?

P: An mir ist wirklich gar nichts Liebenswertes!

Ihre Antwort:

....

....

....

....

Wissensüberprüfung: Dialektische Behandlungsstrategien

(3) Finden Sie Beispiele für die Anwendung der dialektischen Behandlungsstrategie »Aus Zitronen Limonade machen« als Reaktion auf typische Patient:innenaussagen:

Beispiel

P: Na toll, jetzt haben wir genau bei der Therapeutin Skillsgruppe, die mich an meine Lehrerin erinnert!

T: Das ist doch super, dann können Sie in jeder Skillsgruppe beziehungsorientiertes Verhalten und Ihre Stresstoleranzskills gleichzeitig erproben!

P: Warum muss mir das wieder passieren? Weil auf der Station Corona ist, muss meine stationäre Behandlung jetzt verkürzt werden!

Ihre Antwort:

....

....

....

....

AB 16 • Ü

Wissensüberprüfung: Validierungsstrategien

(1) Welche Validierungsstrategie wird auch als »Mindreading« (Gedankenlesen) bezeichnet und warum?

....

....

(2) Welche Validierungsstrategie bildet diese Aussage ab? »Es ist vollkommen verständlich, dass Sie als trockene Alkoholikerin Schwierigkeiten haben eine Hochzeit zu besuchen, bei der alle trinken!«

....

....

(3) Welche Validierungsstrategie bildet diese Aussage ab? »Es ist vollkommen verständlich, dass Sie die Therapie abbrechen möchten, wenn Sie sich nicht zutrauen, sich wirklich ändern zu können.«

....

....

(4) Eine Patientin mit einer Borderline-Persönlichkeitsstörung äußert in Ihrer letzten Sitzung vor dem Urlaub: »Warum müssen Sie denn ausgerechnet jetzt Urlaub haben?«.

Bitte finden Sie Beispiele für mögliche Antworten, welche die jeweiligen Validierungsstrategien repräsentieren.

Validierungsstrategie 3:

....

Validierungsstrategie 4:

....

Validierungsstrategie 5:

....

Validierungsstrategie 6:

....

Validierungsstrategie 7:

....

AB 17 • Ü

Wissensüberprüfung: Verpflichtungsstrategien (Commitmentstrategien)

(1) Welche Aussagen zum Commitment und zu den Commitmentstrategien sind korrekt? Bitte kreuzen Sie die richtigen Antworten an.

- ☐ (a) Zu Beginn der Behandlung benötige ich Commitmentstrategien, um die Zustimmung zum DBT-Vertrag einzuholen.
- ☐ (b) Wenn ich das Commitment einmal verhandelt habe, kann ich davon ausgehen, dass es für die gesamte Behandlungsdauer steht.
- ☐ (c) Bei der Commitmentstrategie »Fuß in der Tür« folgt der Verhandlung einer sehr hohen Anforderung eine leichtere Anforderung.
- ☐ (d) In jeder Therapiesitzung benötige ich explizite oder zumindest implizite Commitmentstrategien.
- ☐ (e) Bei der Strategie »Betonung freier Wahlmöglichkeiten« kann die freie Wahl der Patient:innen auch im Verlust der Behandlungsoption resultieren.

Im folgenden Beispieldialog werden unterschiedliche Commitmentstrategien angewandt:

P: Ich will mich ja ändern und mich nicht mehr schneiden, aber es ist so verdammt schwer!

T: Ich weiß, dass es Ihnen sehr schwerfällt. Vor allem haben Sie mir gesagt, dass es Ihnen in Situationen schwerfällt, in denen Sie sich über sich ärgern und sich bestrafen möchten. In welchen Situationen fällt es Ihnen denn noch schwer?

P: Wenn ich richtig angespannt bin, dann helfen Skills einfach nicht so gut ...

T: Was spricht denn dann für Sie trotzdem gegen das Schneiden in solchen Momenten?

P: Dass ich keine neuen Narben mehr möchte. Ich will ja im Sommer mein Praktikum im Kindergarten aufnehmen und bis dahin sollen zumindest alle abheilen.

T: Okay, das ist ein triftiger Grund. Können Sie sich vorstellen, sich erstmal wieder eine Frist von 10 Tagen ohne Selbstverletzung zu setzen?

P: Ja, schon. Das hab' ich ja bislang auch immer hinbekommen.

T: Oder sollen wir direkt sagen bis zum Sommer? Das wären so vier Monate?

P: Neeein, das ist viel zu lang, ich versuche es mal mit einem Monat.

T: Ich glaub, dass es für Sie zusätzlich noch motivierend wirken könnte, wenn Sie sich das Praktikum noch mehr vor Augen führen würden. Sie haben sich so dafür eingesetzt, dass es klappt, und haben alles dafür gegeben. Ich kann Sie mir richtig gut vorstellen, wie Sie mit Ihrer lebendigen Art die Kinder und Erzieher:innen bezaubern werden.

P: Wenn Sie meinen ... Ich könnte mir vielleicht den Flyer der Einrichtung aufhängen oder Fotos von mir, als ich noch Betreuerin bei Jugendfreizeiten war.

(2) Bitte nennen Sie die jeweiligen Beispiele und angewandten Strategien.

....

....

....

AB 18 • Ü

Wissensüberprüfung: Kontingenzmanagement

(1) Bitte nennen Sie ein Beispiel für eine Situation, welche die Anwendung eines rasch umsetzbaren Kontingenzmanagements im therapeutischen Prozess erforderlich machen könnte.

....

....

....

(2) Wie könnte man in diesem Beispiel das Kontingenzmanagement konkret anwenden?

....

....

....

(3) Welche Aussagen zum Kontingenzmanagement sind korrekt? Bitte kreuzen Sie die richtigen Antworten an.

☐ (a) Welche Konsequenzen als belohnend erlebt werden, entscheiden die Patient:innen.
☐ (b) Unter »Löschen« versteht man das bewusste Unterbinden einer Reaktion auf eine Verhaltensweise von der man möchte, dass sie sich möglichst reduziert.
☐ (c) Es sollten stets gleichviele »Belohnungen« und »Bestrafungen« gesetzt werden.
☐ (d) Das einseitige Einleiten des Therapieendes durch Therapeut:innen kann als Bestrafung empfunden werden.
☐ (e) Belohnungen werden immer in der gleichen Intensität gewährt, auch wenn das Zielverhalten schon weiter ausgebaut ist.

(4) Bitte nennen Sie je drei Beispiele:

Welche Konsequenzen werden im Therapiekontext i. d. R. als angenehm erlebt?	**Was wird im Therapiekontext i. d. R. als aversive Konsequenz erlebt?**

Hinweise und Lösungsbeispiele

AB 11 Wissensüberprüfung: Grundlagen der DBT [INFO 1-7]

(1) Die DBT wurde in den 1980ern in den USA entwickelt.

(2) Marsha Linehan hat die DBT im Rahmen ihrer psychotherapeutischen Arbeit entwickelt und gilt als die Begründerin der DBT

(3) Die DBT vereint verhaltenstherapeutische Methoden zur Veränderung der Symptomatik (z. B. Problemlösestrategien) mit akzeptanzorientierten Strategien, etwa Validierungstechniken und Achtsamkeitstechniken.

(4) Die Biosoziale Theorie geht davon aus, dass eine Borderline-Persönlichkeitsstörung im Zusammenspiel biologischer Auffälligkeiten (z. B. genetische Faktoren oder Temperamentsfaktoren) und bestimmter prägender Umweltbedingungen (z. B. das Erleben traumatischer Ereignisse in einem sozialen Umfeld, welches ungünstig auf diese reagiert und nicht zur Bewältigung beiträgt) entstehen kann. Durch genannte Faktoren entsteht die für Borderline-Patient:innen typische Affektregulationsstörung, d. h. anhaltende Schwierigkeiten in der Wahrnehmung, dem Ausdruck und der Regulation von Emotionen.

(5) Die Antworten (b) und (d) sind korrekt.

(6) Einzeltherapie, Fertigkeitentraining (Skillsgruppe), telefonische Beratung, therapeutische Teamsitzung (DBT-Team)

(7) Einfache Aktivitäts- und Aufmerksamkeitsstörung AD(H)S, Posttraumatische Belastungsstörung (PTBS), Essstörungen (Binge Eating, Bulimia nervosa)

AB 12 Wissensüberprüfung: Behandlungsstruktur der DBT [INFO 11]

Phase 1: Recherche nach Suizidmethoden und das Verfassen von Abschiedsbriefen, Riskantes Autofahren, Alkoholkonsum, selbstschädigendes Verhalten (in Form von Schlägen ins Gesicht)

Phase 2: Verlustängste, Eifersucht, Wutausbrüche

Phase 3: Fehlendes soziales Netz, konflikthafte familiäre Beziehungen, Unsicherheit im Zusammenhang mit der Partnerschaft, Berufliche Unzufriedenheit

AB 13 Wissensüberprüfung: Grundannahmen der DBT [INFO 12]

(1) Im Angesicht der massiven Symptomatik von Borderline-Patient:innen kann das schiere Am-Leben-Bleiben unfassbare Mühe kosten. Würden sie sich keine Mühe mehr geben, wären sie vermutlich nicht mehr am Leben.

(2) Mit der Grundannahme »Patient:innen wollen sich ändern«.

(3) Die Grundannahme: Die Patient:innen müssen noch mehr Anstrengung und Motivation an den Tag legen, um sich zu ändern (als vor Aufnahme der DBT).

(4) Bei Patient:innen, die z. B. Gewalt durch andere Personen erlebt haben (Mobbing- oder Missbrauchserfahrungen) und sich täglich mit den Folgen dieser Gewalt auseinandersetzen müssen (z. B. schwere dissoziative Symptome) oder denen eine entsprechende Wiedergutmachung (z. B. Entschädigungszahlung bei institutionellem Missbrauch) verwehrt bleibt.

(5) Die Methode, das Behandlungssetting oder die Behandler:innen können versagen bzw. nicht das richtige Behandlungssetting darstellen.

(6) Da die Symptomatik von Borderline-Patient:innen oft sehr herausfordernd ist und die Balance zwischen Akzeptanz und Veränderung nicht immer leicht fällt, benötigen Therapeut:innen Unterstützung. Sie wird in Form des DBT-Teams gewährt.

AB 14 Wissensüberprüfung: Therapiebeziehung in der DBT [INFO 22, INFO 23]

Stabilität	Flexibilität
Klare Begrenzung der therapeutischen Beziehung (= keine Freundschaft)	Unterstützung und Nähe durch z. B. Selbstöffnungen herstellen
Therapieziele werden entsprechend der DBT-Hierarchie aufgestellt	Anpassen des therapeutischen Fahrplans auf die Bedürfnisse der Patient:innen
Frühzeitige Planung des Therapieendes	Wiederaufnahme der Behandlung bei unerwarteten Ereignissen
Benennen und Beachten der eigenen Grenzen der Verfügbarkeit	Ausdehnen der Grenzen im Notfall (z. B. zweite Sitzung in der Woche, Telefonberatung in Krisen)

AB 15 Wissensüberprüfung: Dialektische Behandlungsstrategien [INFO 25]

(1) Was tun Sie, wenn die Beziehung kriselt? Kann es dann nicht sein, dass Sie erneut Suizidgedanken erleben? Ihr letzter Suizidversuch stand auch in Zusammenhang mit Trennung.

(2) Bestimmt sind sogar Ihre Ohrringe schon beleidigt, dass sie an derart wenig liebenswerten Ohren hängen!

(3) Das ist ja prima, Sie entwischen dem Virus und haben endlich die Chance, Ihre Skills auf Alltagstauglichkeit zu überprüfen.

AB 16 Wissensüberprüfung: Validierungsstrategien [INFO 26]

(1) Die V3 (=Verbalisierung angenommener Reaktionen), da Reaktionen angesprochen werden, die so konkret nicht benannt wurden, aber aus dem Verhalten schlüssig sind. Auch werden die möglichen Auswirkungen von Interventionen »vorhergesagt«.

(2) V4 (Validierung vor dem Hintergrund biologischer, physiologischer oder pathologischer Ursachen).

(3) V5 (Validierung vor dem Hintergrund des gegenwärtigen Kontextes), der gegenwärtige Kontext kann auch der aktuell aktivierten Grundannahme von Patient:innen entsprechen.

(4) Mögliche Antworten für die Validierunggstrategien:
- Validierungsstrategie 3: Sie finden das gerade gar keine gute Idee von mir, oder?
- Validierungsstrategie 4: Die meisten Borderline-Patient:innen haben Sorge, nicht klarzukommen, wenn ihre Therapeut:innen Urlaub haben, und erleben dies als Situation des Verlassenwerdens.
- Validierungsstrategie 5: Verständlich, dass Sie Sorge haben, wenn ich in Urlaub gehe und Sie sich gerade gar nicht zutrauen alleine klarzukommen.
- Validierungsstrategie 6: Wissen Sie, mir fällt es tatsächlich auch nicht immer ganz leicht, meine Patient:innen im Urlaub alleine vor sich hinwurschteln zu lassen, das ist für uns beide eine gute Übung im Loslassen und Vertrauen.
- Validierungsstrategie 7: Hey, ich trau es Ihnen GENAU JETZT richtig gut zu, sich über Wasser halten zu können! Sie haben so viel hinbekommen in letzter Zeit.

AB 17 Wissensüberprüfung: Verpflichtungsstrategien (Commitmentstrategien) [INFO 29]

(1) Die Antworten (a), (d) und (e) sind korrekt.

(2) Vor allem haben Sie mir gesagt, dass es Ihnen in Situationen schwerfällt, in denen Sie sich über sich ärgern und sich bestrafen möchten. In welchen Situationen fällt es Ihnen denn noch schwer? Was spricht gegen das Schneiden in solchen Momenten? = Pro und Contra

Können Sie sich vorstellen, sich erstmal wieder eine Frist von 10 Tagen ohne Selbstverletzung zu setzen? Oder sollen wir direkt sagen bis zum Sommer? = Fuß-in-der-Tür

Sie haben sich so dafür eingesetzt, dass es klappt, und haben alles dafür gegeben. Ich kann Sie mir richtig gut vorstellen, wie Sie mit Ihrer lebendigen Art die Kinder und Erzieher:innen bezaubern werden.= Anfeuern/Cheerleading

AB 18 Wissensüberprüfung: Kontingenzmanagement [INFO 30]

(1) Eine Patientin zeigt schwere dissoziative Symptome mit Ohnmachtsanfällen im Rahmen der Fertigkeitengruppe. Ihr Verhalten besorgt die Mitpatient:innen und stört den Ablauf der Gruppe. Außerhalb der Therapie treten diese in der Schule auf, die Lehrer:innen zweifeln an der Schultauglichkeit und die Patientin ist kurz vor dem Schulausschluss.

(2) Konkrete Belohnungen für das eigenständige Anwenden der zuvor vermittelten dissoziationslösenden Fertigkeiten (z. B. starke körperliche Reize) werden mit der Patientin vereinbart. Treten dennoch dissoziative Symptome auf, wird zunächst versucht, möglichst wenig darauf zu reagieren (= Löschen). Verstärken sich diese, werden mit der Patientin aversive Konsequenzen vereinbart (z. B. Fernbleiben der Gruppe, bis das Verhalten wieder unter Kontrolle gebracht wurde). Dieses Vorgehen wird, wenn möglich oder notwendig, dem sozialen Umfeld (z. B. Lehrer:innen oder Mitpatient:innen) mitgeteilt, um sicherzustellen, dass alle ähnlich auf das gezeigte Verhalten reagieren.

(3) Die Antworten (a), (b) und (d) sind korrekt.

(4)

Welche Konsequenzen werden im Therapiekontext i. d. R. als angenehm erlebt?	Was wird im Therapiekontext i. d. R. als aversive Konsequenz erlebt?
Lob	Tadel/Kritik
Lächeln, freundliche Gesten	Ausdruck von Ärger/Missbilligung
Extrazeit-Angebot	Verkürzen der Stunde bei Zuspätkommen

11 Wo kann ich mehr erfahren?

Unabhängig davon, ob Sie sich weiter mit den Hintergründen der DBT befassen, Behandlungselemente wie die Einzeltherapie entsprechend der DBT-Hierarchie ausgestalten möchten oder im Begriff sind, eine Skillsgruppe aufzubauen, können nachfolgende Literaturempfehlungen Sie dabei unterstützen. Sie finden auf den Informationsblättern dieses Kapitels auch Empfehlungen zu Literatur, die sich mit den Spezialvarianten der DBT (z. B. DBT-PTSD, DBT-A) befasst sowie Empfehlungen aus dem Bereich der Selbsthilfe oder der Angehörigenarbeit. Eine Linksammlung für Behandelnde, Betroffene und Angehörige ergänzt das Angebot.

Erläuterung der Materialien dieses Kapitels

INFO 50 Literaturempfehlungen zu Hintergründen und zur Anwendung der DBT
Dieses Informationsblatt nennt weiterführende Literatur, die eine Wissensvertiefung zur Entstehungsgeschichte und den Grundlagen der DBT ermöglicht. Die Ausgestaltung der DBT-Einzeltherapie und des Skillstrainings kann mit den Literaturempfehlungen vertieft werden.

INFO 51 Literaturempfehlungen zu Spezialvarianten der DBT
Adaptionen der DBT für andere Störungsbilder, komorbid zu einer Borderline-Persönlichkeitsstörung bestehende Erkrankungen oder spezielle Lebensphasen (junges Lebensalter, Mutterschaft) werden vorgestellt.

INFO 52 Literaturempfehlungen und hilfreiche Links für Patient:innen und Angehörige
Selbsthilfeliteratur, Patient:innenratgeber zur Verbesserung des Krankheitsverständnisses und der Krankheitsbewältigung werden vorgestellt. Nützliche Links für Behandelnde, Betroffene und Angehörige und der Online-Auftritt des Dachverband DBT e. V. werden benannt.

Literaturempfehlungen zu Hintergründen und Anwendung der DBT

Grundlagen und Hintergründe

- **Linehan, M. M. (2020). Building a life worth living: A memoir. New York: Random House.** Anhand ihrer Biografie legt Marsha M. Linehan die Grundlage für ihre Entwicklung der Dialektisch-Behavioralen Therapie dar. Sie gewährt dabei Einblicke in ihre eigene Behandlungshistorie als junge Frau, die mit Suizidalität und selbstverletzendem Verhalten zu kämpfen hatte und setzt ihren persönlichen Weg zur Heilung mit wichtigen Elementen ihres entwickelten Therapieansatzes in Bezug.
- **Linehan, M. M. (1993). Cognitive-behavioral treatment of Borderline Personality Disorder. New York: Guilford Press. (deutsche Übersetzung: Linehan, M. M. (1996). Dialektisch-Behaviorale Therapie der Borderline-Persönlichkeitsstörung. München: CIP-Medien.)** Beschreibt die Grundlagen der Dialektisch-Behavioralen-Therapie und setzt diese in Bezug zum Störungsbild der Borderline-Persönlichkeitsstörung. Die Strukturierung der Therapie, die dialektische Haltung im Umgang mit den Betroffenen und die Anwendung der unterschiedlichen therapeutischen Strategien und Techniken werden detailliert dargelegt und mit Beispielen untermauert.
- **Bohus, M. (2019). Borderline-Persönlichkeitsstörung. Fortschritte der Psychotherapie, Band 14 . Göttingen: Hogrefe.** Erfasst (in bereits zweiter aktualisierter Auflage) die wichtigsten Hintergründe zur Ätiologie und Symptomatik der Borderline-Störung, um dann einen Überblick über die Therapiestadien der DBT, die therapeutischen Elemente und wichtigsten therapeutischen Techniken zu geben. Zusätzlich werden Informationen zur Wirksamkeit der DBT und anderer Verfahren, ein Überblick über pharmakotherapeutische Behandlungsmöglichkeiten benannt und ein Fallbeispiel dargestellt.

Einzeltherapie

- **Stiglmayr, C. & Gunia, H. (2017). Dialektisch-Behaviorale-Therapie (DBT) zur Behandlung der Borderline-Persönlichkeitsstörung. Ein Manual für die ambulante Therapie. Göttingen: Hogrefe.**Mithilfe vielfältiger Beispieldialoge wird die Umsetzung der DBT-Prinzipien in der ambulanten Einzeltherapie beschrieben. Zur Verdeutlichung wird die Anwendung einzelner Strategien (z. B. Validierungsstufen) kenntlich gemacht. Theoretische Grundlagen werden den Fallbeispielen vorangestellt.
- **Koerner, K. (2013). Praxisbuch DBT: Strategien der Dialektisch-Behavioralen Therapie. Weinheim: Beltz.** Die Autorin beschreibt den Ablauf einer DBT-Behandlung und den Einbezug anderer Therapieelemente, z. B. des Behandlungsteams mithilfe klinischer Fallvignetten und Beispieldialogen.

Skillstraining

- **Linehan, M. M. (2016). Handbuch der Dialektisch-Behavioralen Therapie (DBT) Bd.1: Skills Training Manual: Zur Behandlung psychischer Störungen. München: CIP-Medien.** In diesem Trainingsmanual werden diverse Skills der Bereiche Stressregulation, Achtsamkeit, Fertigkeiten zur Erhöhung interpersoneller Effektivität und zur Verbesserung der Emotionsregulation in ihrer Anwendung beschrieben und in ein theoretisches Konstrukt eingebettet. Ergänzend ist ein 2. Band verfügbar, der die beschriebenen Arbeitsblätter für die Arbeit mit den Patient:innen enthält.
- **Bohus, M. & Wolf-Arehult, M. (2013). Interaktives Skillstraining für Borderline-Patienten. Das Therapeutenmanual (2. Aufl.). Stuttgart: Schattauer.** Die Basis dieses Therapeutenmanuals, welches bereits in zweiter aktualisierter Auflage herausgegeben wurde, stellen die von M. Linehan entwickelten Skills dar. Erweiterungen finden sich in Form von Skills zur Erhöhung des Selbstwertes, sowie der Skills »Umgang mit Sucht«. Es beinhaltet, neben theoretischen Grundlagen, zahlreiche Arbeits- und Informationsblätter für die Patient:innenarbeit, sowie Beschreibungen für deren Anwendung im Rahmen der Gruppentherapie.

Literaturempfehlungen zu Spezialvarianten der DBT

Allgemeiner Überblick der Adaptionen der DBT

- Stiglmayr, C. & Leihener, F. (Hrsg.). (2015). Fallbuch DBT. Weinheim: Beltz.

DBT für Posttraumatische Belastungsstörungen (DBT-PTSD)

- Priebe, K., Dittmann, C. & Steil, R. (2015). Warum habe ich nichts dagegen getan? Posttraumatische Belastungsstörung, Borderline-Persönlichkeitsstörung. In C. Stiglmayr & F. Leihener (Hrsg.), Fallbuch DBT (S. 143–157). Weinheim: Beltz.
- Steil, R., Dittmann, C., Matulis, S., Müller-Engelmann, M. & Priebe, K. (2015). Dialektisch-behaviorale Therapie der PTBS bei Patientinnen mit schwerer Störung der Emotionsregulation. PSYCH up2date, 9(01), 33-48.

DBT für Jugendliche und junge Erwachsene (DBT-A)

- Fleischhaker, C., Sixt, B. & Schulz, E. (2011). DBT-A: Dialektisch-behaviorale Therapie für Jugendliche: Ein Therapiemanual mit Arbeitsbuch auf CD. Heidelberg: Springer.
- Merod, R. (2020). Dialektisch-behaviorale Therapie (DBT-A) mit Jugendlichen mit einer Borderline-Persönlichkeitsstörung. Therapiemanual für Einzeltherapie und Skill-Training bei Borderline-Persönlichkeitsstörung. (2. Aufl.). Tübingen: dgvt-Verlag.
- von Auer, A. K. & Bohus, M. (Hrsg.). (2018). Interaktives Skillstraining für Jugendliche mit Problemen der Gefühlsregulation (DBT-A): Das Therapeutenmanual. Stuttgart: Klett-Cotta.

DBT für Borderline-Patient:innen mit Sucherkrankungen (DBT-S)

- Zimmermann, P., Förster, J. & Reiske, S. (Hrsg.) (2021). DBT-Sucht. Dialektisch-Behaviorale Therapie bei Borderline- und Substanzgebrauchsstörungen (DBT-S). Göttingen: Hogrefe.

DBT für Menschen mit geistiger Behinderung

- Elstner, S., Schade, C. & Diefenbacher, A. (2012). DBTop-gB – Manual für die Gruppenarbeit – An der Dialektisch Behavioralen Therapie orientiertes Programm zur Behandlung Emotionaler Instabilität bei Menschen mit geistiger Behinderung. Bielefeld: Bethel.

DBT für Mütter mit Borderline-Persönlichkeitsstörung

- Buck-Horstkotte, S., Renneberg, B. & Rosenbach, C. (2022). Mütter mit Borderline-Persönlichkeitsstörung. Das Trainingsmanual »Borderline und Mutter sein« (2. Aufl.). Weinheim: Beltz.

DBT für Personen mit ADHS

- Hesslinger, B., Phillipsen, A. & Richter H. (2004). Psychotherapie der ADHS im Erwachsenenalter – Ein Arbeitsbuch. Göttingen: Hogrefe.

DBT für Personen mit Essstörungen

- Safer, D. L., Telch, C. F. & Chen, E. Y. (2009). Dialectical behavior therapy for binge eating and bulimia. New York: Guilford.
- Sipos, V. & Schweiger, U. (2012). Therapie der Essstörung durch Emotionsregulation. Stuttgart: Kohlhammer.

Literaturempfehlungen zu Spezialvarianten der DBT

DBT zur Erhöhung der Lebensqualität und Bewältigung von Problemen der Lebensführung (DBT-ACES)

- Comtois, K. A., Carmel, A. & Linehan, M. M. (2020a). DBT-Accepting the challenges of employment and self-sufficiency (DBT-ACES): A clinican's guide. Seattle: University of Washington.
- Comtois, K. A., Carmel, A. & Linehan, M. M. (2020b). DBT-Accepting the challenges of employment and self-sufficiency (DBT-ACES): Skills training handouts. Seattle: University of Washington. Kann über die Homepage der University of Washington bezogen werden (https://els2.comotion.uw.edu/product/dbt-aces#!).

DBT in der Körpertherapie

- Brokuslaus, I., Welke, T. & Edel, A. (2021). Bewegen statt Erstarren! Das Praxisbuch für DBT-Körperskills. Stuttgart: Klett-Cotta.

INFO 52 • V

Literaturempfehlungen und hilfreiche Links für Patient:innen und Angehörige

Ratgeber für Betroffene und deren Angehörige

- Bohus, M. & Reicherzer, M. (2012). Ratgeber Borderline-Störung. Informationen für Betroffene und Angehörige. Göttingen: Hogrefe.
- Sender, I. (2000). Ratgeber: Das Borderline-Syndrom. Wissenswertes für Betroffene und Angehörige. München: CIP-Medien.
- Knuf, A. & Tilly, C. (2005). Borderline: Das Selbsthilfebuch. Bonn: Psychiatrie-Verlag.
- Knuf, A. (Hrsg.). (2009). Leben auf der Grenze: Erfahrungen mit Borderline. Bonn: Psychiatrie Verlag.
- Sendera, A. & Sendera, M. (2010). Borderline-Die andere Art zu fühlen. Heidelberg: Springer.
- Kröger, C. & Unckel, C. (Hrsg.) (2006). Borderline-Störung: Wie mir die dialektisch-behaviorale Therapie geholfen hat. Göttingen: Hogrefe.

Ratgeber für jugendliche Betroffene und deren Angehörige

- Wewetzer, G. & Bohus, M. (2016). Borderline-Störung im Jugendalter: Ein Ratgeber für Jugendliche und Eltern. Göttingen: Hogrefe.

Kindern das Störungsbild erklären

- Tilly, C. & Offermann, A. (2012). Mama, Mia und das Schleuderprogramm. Bonn: Balance Buch + Medien.

Internetauftritt des Dachverbands DBT

- www. dachverband-dbt.de
  Auf der Homepage des Dachverbands-Dialektisch Behaviorale Therapie e. V. finden Sie Informationen zu Fortbildungs- und Zertifizierungsmöglichkeiten in der DBT. Die unterschiedlichen DBT-Referate und deren Ansprechpartner:innen werden benannt. Für Betroffene und Behandelnde werden Literaturempfehlungen und hilfreiche Links, z. B. mit der Angabe von Betroffenen-Netzwerken, aufgelistet. Eine Übersichtskarte nennt zertifizierte ambulante und stationäre DBT-Behandlungsmöglichkeiten. Betroffene haben zudem die Möglichkeit, sich an DBT-Peer-Coaches zu wenden und Hilfe für spezielle Probleme im Alltag mit einer Borderline-Persönlichkeitsstörung zu erhalten.

Informationen für Betroffene, Angehörige und Behandelnde

- www.borderline-plattform.de
- www.borderline-community.de

Trialogische Netzwerke

- www.bonetz.de
- www.borderlinetrialog.de

Von Betroffenen für Betroffene

- www. leben-mit-borderline.org
- www.borderline-netzwerk.info
- www.i-borderline.at

Literatur

Bohus, M. (2019). Borderline-Persönlichkeitsstörung. Fortschritte der Psychotherapie, Band 14 (2. Aufl.). Göttingen: Hogrefe.

Bohus, M., Dyer, A. S., Priebe, K., Krüger, A. & Steil, R. (2011). Dialektisch behaviorale Therapie für posttraumatische Belastungsstörung nach sexualisierter Gewalt in der Kindheit und Jugend (DBT-PTSD). PPmP-Psychotherapie·- Psychosomatik·- Medizinische Psychologie, 61(03/04), 140–147.

Bohus, M., Limberger, M. F., Frank, U., Sender, I., Gratwohl, T. & Stieglitz, R. D. (2001). Entwicklung der borderline-symptom-liste. PPmP-Psychotherapie·- Psychosomatik·- Medizinische Psychologie, 51(05), 201–211.

Bohus, M. & Reicherzer, M. (2012). Ratgeber Borderline-Störung. Informationen für Betroffene und Angehörige. Göttingen: Hogrefe.

Bohus, M. & Wolf-Arehult, M. (2013). Interaktives Skillstraining für Borderline-Patienten. Das Therapeutenmanual (2. Aufl.). Stuttgart: Schattauer.

Bohus, M. & Wolf, M. (2009). Interaktives SkillsTraining für Borderline-Patienten. Stuttgart: Schattauer.

Brokuslaus, I., Welke, T. & Edel, A. (2021). Bewegen statt Erstarren! Das Praxisbuch für DBT-Körperskills. Stuttgart: Klett-Cotta.

Buck-Horstkotte, S., Renneberg, B. & Rosenbach, C. (2022). Mütter mit Borderline-Persönlichkeitsstörung. Das Trainingsmanual »Borderline und Mutter sein« (2. Aufl.). Weinheim: Beltz.

Burmeister, K., Höschel, K., von Auer, A. K., Reiske, S., Schweiger, U., Sipos, V., Philipsen, A., Priebe, K. & Bohus, M. (2014). Dialektisch Behaviorale Therapie – Weiterentwicklungen und empirische Evidenz. Psychiatrische Praxis, 41(05), 242–249.

Comtois, K. A., Carmel, A. & Linehan, M. M. (2020a). DBT-Accepting the challenges of employment and self-sufficiency (DBT-ACES): A clinican's guide. Seattle: University of Washington.

Comtois, K. A., Carmel, A. & Linehan, M. M. (2020b). DBT-Accepting the challenges of employment and self-sufficiency (DBT-ACES): Skills training handouts. Seattle: University of Washington.

Comtois, K. A., Kerbrat, A. H., Atkins, D. C., Harned, M. S. & Elwood, L. (2010). Recovery from disability for individuals with borderline personality disorder: A feasibility trial of DBT-ACES. Psychiatric Services, 61(11), 1106–1111.

Distel, M. A., Rebollo-Mesa, I., Willemsen, G., Derom, C. A., Trull, T. J., Martin, N. G. & Boomsma, D. I. (2009). Familial resemblance of borderline personality disorder features: Genetic or cultural transmission?. Plos one, 4(4), e5334.

Eifert, G. H. (2011). Akzeptanz-und Commitment-Therapie (ACT). Göttingen: Hogrefe.

Elstner, S., Schade, C. & Diefenbacher, A. (2012). DBTop-gB – Manual für die Gruppenarbeit – An der Dialektisch Behavioralen Therapie orientiertes Programm zur Behandlung Emotionaler Instabilität bei Menschen mit geistiger Behinderung. Bielefeld: Bethel.

Evershed, S., Tennat, A., Boomer, D., Rees, A., Barkham, M. & Watson, A. (2003). Practice-based outcomes of dialectical behaviour therapy (DBT) targeting anger and violence, with male forensic patients: A pragmatic and non-contemporaneous comparison. Criminal Behaviour and Mental Health, 13 (3), 198–213.

Feigenbaum, J. D., Fonagy, P., Pilling, S., Jones, A., Wildgoose, A. & Bebbington, P. E. (2012). A real-world study of the effectiveness of DBT in the UK National Health Service. British Journal of Clinical Psychology, 51(2), 121–141.

First, M. B., Williams, J. B.W., Benjamin, L. S. & Spitzer, R. L. (2015). User's guide for the SCID-5-PD (Structured clinical interview for DSM-5 personality disorder). Arlington: American Psychiatric Association, 2.

First, M. B., Williams, J. B., Karg, R. S. & Spitzer, R. L. (2016). SCID-5-CV: Structured clinical interview for DSM-5 disorders: Clinician version. Arlington: American Psychiatric Association Publishing.

Fleischhaker, C., Sixt, B. & Schulz, E. (2011). DBT-A: Dialektisch-behaviorale Therapie für Jugendliche: Ein Therapiemanual mit Arbeitsbuch auf CD. Heidelberg: Springer.

Fossati, A., Novella, L., Donati, D., Donini, M. & Maffei, C. (2002). History of childhood attention deficit/hyperactivity disorder symptoms and borderline personality disorder: a controlled study. Comprehensive Psychiatry, 43(5), 369–377.

Gilbert, P. (2010). Compassion Focused Therapy. New York: Routledge. (deutsche Übersetzung: Gilbert, P. (2013). Compassion Focused Therapy. Paderborn: Junfermann.)

Grant, B. F., Chou, S. P., Goldstein, R. B., Huang, B., Stinson, F. S., Saha, T. D., Smith, S. M., Dawson, D. A., Pulay A. J., Pickering, R. P. & Ruan, W. J. (2008). Prevalence, correlates, disability, and comorbidity of DSM-IV borderline personality disorder: results from the Wave 2 National Epidemiologic Survey on Alcohol and Related Conditions. The Journal of Clinical Psychiatry, 69(4), 533–545.

Gunderson, J. G., Stout, R. L., McGlashan, T. H., Shea, M. T., Morey, L. C., Grilo, C. M., Zanarini, M. C., Yen, S., Markowitz, J. C., Sanislow, C., Ansell, E., Pinto, A. & Skodol, A. E. (2011). Ten-year course of borderline personality disorder: Psychopathology and function from the Collaborative Longitudinal Personality Disorders study. Archives of General Psychiatry, 68(8), 827–837.

Hesslinger, B., Phillipsen, A. & Richter H. (2004). Psychotherapie der ADHS im Erwachsenenalter – Ein Arbeitsbuch. Göttingen: Hogrefe.

Hoeschel, K., Pfluegler, S., Rinke, M., Burmeister, K., Chrysanthou, C. & Comtois, K. A. (2011). Dialektisch-behaviorale Therapie nach der Akutphase – die Herausforderung annehmen, das System zu verlassen (DBT-ACES). Verhaltenstherapie, 21(4), 239–246.

Jacob, G. A., Richter, H., Lammers, C. H., Bohus, M. & Lieb, K. (2006). Gruppentherapiemodul zur Stärkung des Selbstwertes bei Patientinnen mit Borderline-Persönlichkeitsstörung. Verhaltenstherapie, 16(3), 212–221.

Kanfer, F. H. & Saslow, G. (1965). Behavioral analysis. Archives of General Psychiatry, 12, 529-538. Deutsch in: Schulte, D. (1974) (Hrsg.). Diagnostik in der Verhaltenstherapie (S. 24–59). München: Urban & Schwarzenberg.

Knuf, A. (Hrsg.). (2009). Leben auf der Grenze: Erfahrungen mit Borderline. Bonn: Psychiatrie-Verlag.

Knuf, A. & Tilly, C. (2005). Borderline: Das Selbsthilfebuch. Bonn: Psychiatrie-Verlag.

Koerner, K. (2013). Praxisbuch DBT: Strategien der Dialektisch-Behavioralen Therapie. Weinheim: Beltz.

Kröger, C. & Kosfelder, J. (2007). Eine Meta-analyse zur Wirksamkeit der Dialektisch Behavioralen Therapie bei Borderline-Persönlichkeitsstörungen. Zeitschrift für Klinische Psychologie und Psychotherapie, 36(1), 11–17.

Kröger, C. & Unckel, C. (Eds.) (2006). Borderline-Störung: Wie mir die dialektisch-behaviorale Therapie geholfen hat. Göttingen: Hogrefe.

Linehan, M. M. (1993). Cognitive-behavioral treatment of Borderline Personality Disorder. New York: Guilford. (Deutsche Übersetzung: Linehan, M. M. (1996). Dialektisch-Behaviorale Therapie der Borderline-Persönlichkeitsstörung. München: CIP-Medien.)

Linehan, M. M. (2016). Handbuch der Dialektisch-Behavioralen Therapie (DBT) Bd.1: Skills Training Manual: Zur Behandlung psychischer Störungen. München: CIP-Medien.

Linehan, M. M. (2020). Building a life worth living: A memoir. New York: Random House.

Linehan, M. M., Armstrong, H. E., Suarez, A., Allmon, D. & Heard, H. L. (1991). Cognitive-behavioral treatment of chronically parasuicidal borderline patients. Archives of general psychiatry, 48(12), 1060–1064.

Linehan, M. M., Comtois, K. A., Murray, A. M., Brown, M. Z., Gallop, R. J., Heard, H. L., Korslund, K. E., Tutek, D. A., Reynolds, S. K. & Lindenboim, N. (2006). Two-year randomized controlled trial and follow-up of dialectical behavior therapy vs therapy by experts for suicidal behaviors and borderline personality disorder. Archives of General Psychiatry, 63(7), 757–766.

Linehan, M. M. & Wilks, C. R. (2015). The course and evolution of dialectical behavior therapy. American journal of psychotherapy, 69(2), 97–110.
Loranger, A. W. & Mombour, W. (1996). International personality disorder examination (IPDE): ICD-10 Modul. Bern: Huber.
Lynch, T. R., Morse, J. Q., Mendelson, T. & Robins, C. J. (2003). Dialectical Behavior Therapy for depressed older adults: A randomized pilot study. American Journal of Geriatric Psychiatry, 11, 1–13.
Lynch, T. R., Gray, K., Hempel, R. J., Titley, M., Chen, E. & O'Mahen, H. A. (2013). Radically open-dialectical behavior therapy for adult anorexia nervosa. BMC Psychiatry, 13, 293 ff.
Mazza, J. J., Dexter-Mazza, E. T., Miller, A. L., Rathus, J. H., Murphy, H. E. & Linehan, M. M. (2016). DBTâ skills in schools: Skills training for emotional problem solving for adolescents (DBT STEPS-A). New York: Guilford.
McMain, S. F., Links, P. S., Gnam, W. H., Guimond, T., Cardish, R. J., Korman, L. & Streiner, D. L. (2009). A randomized trial of dialectical behavior therapy versus general psychiatric management for borderline personality disorder. American Journal of Psychiatry, 166(12), 1365–1374.
Merod, R. (2020). Dialektisch-behaviorale Therapie (DBT-A) mit Jugendlichen mit einer Borderline-Persönlichkeitsstörung. Therapiemanual für Einzeltherapie und Skill-Training bei Borderline-Persönlichkeitsstörung. (2. überarbeitete und erweiterte Auflage). Tübingen: dgvt-Verlag.
Mier, D., Lis, S., Esslinger, C., Sauer, C., Hagenhoff, M., Ulferts, J., Gallhofer, B. & Kirsch, P. (2013). Neuronal correlates of social cognition in borderline personality disorder. Social Cognitive and Affective Neuroscience, 8(5), 531–537.
Neacsiu, A. D., Rizvi, S. L. & Linehan, M. M. (2010). Dialectical behavior therapy skills use as a mediator and outcome of treatment for borderline personality disorder. Behaviour Research and Therapy, 48(9), 832–839.
Neff, K. & Germer, C. (2019). Selbstmitgefühl – Das Übungsbuch. Freiburg: Arbor.
Nunes, P. M., Wenzel, A., Borges, K. T., Porto, C. R., Caminha, R. M. & De Oliveira, I. R. (2009). Volumes of the hippocampus and amygdala in patients with borderline personality disorder: A meta-analysis. Journal of Personality Disorders, 23(4), 333–345
Pasieczny, N. & Connor, J. (2011). The effectiveness of dialectical behaviour therapy in routine public mental health settings: An Australian controlled trial. Behaviour Research and Therapy, 49(1), 4–10.
Priebe, K., Dittmann, C. & Steil, R. (2015). Warum habe ich nichts dagegen getan? Posttraumatische Belastungsstörung, Borderline-Persönlichkeitsstörung. In C. Stiglmayr & F. Leihener (Hrsg.), Fallbuch DBT (S. 143–157). Weinheim: Beltz.
Priebe, S., Bhatti, N., Barnicot, K., Bremner, S., Gaglia, A., Katsakou, C., Molosankwe, I., McCrone, P. & Zinkler, M. (2012). Effectiveness and cost-effectiveness of dialectical behaviour therapy for self-harming patients with personality disorder: A pragmatic randomised controlled trial. Psychotherapy and Psychosomatics, 81(6), 356–365.
Salbach, H., Bohnekamp, I., Bürger, A., Korte, A., Pfeiffer, E., Thurn, C. et al. (2007). Dialektisch-behaviorale Therapie für jugendliche Patienten mit Anorexia und Bulimia nervosa. Unveröffentlichtes Manuskript der Arbeitsgruppe Essstörungen, Klinik für Psychiatrie, Psychosomatik und Psychotherapie des Kindes- und Jugendalters, Charité, Universitätsmedizin Berlin.
Salbach, H., Klinkowski, N., Pfeiffer, E., Lehmkuhl, U. & Korte, A. (2007). Dialectical behavior therapy for adolescents with anorexia and bulimia nervosa (DBT-AN/BN). A pilot study. Praxis der Kinderpsychologie und Kinderpsychiatrie, 56(2), 91–108.
Safer, D. L., Telch, C. F. & Chen, E. Y. (2009). Dialectical behavior therapy for binge eating and bulimia. New York: Guilford.
Schulze, L., Schmahl, C. & Niedtfeld, I. (2016). Neural correlates of disturbed emotion processing in borderline personality disorder: a multimodal meta-analysis. Biological Psychiatry, 79(2), 97–106.
Sendera, A. & Sendera, M. (2010). Borderline: Die andere Art zu fühlen. Heidelberg: Springer.
Sender, I. (2000). Ratgeber: Das Borderline-Syndrom. Wissenswertes für Betroffene und Angehörige. München: CIP-Medien.
Sipos, V. & Schweiger, U. (2012). Therapie der Essstörung durch Emotionsregulation. Stuttgart: Kohlhammer.
Stagnier, U., Heidenreich, T. & Peitz, M. (2009). Soziale Phobien. Ein kognitiv-verhaltenstherapeutisches Behandlungsmanual. Weinheim: Beltz
Steil, R., Dittmann, C., Matulis, S., Müller-Engelmann, M. & Priebe, K. (2015). Dialektisch-behaviorale Therapie der PTBS bei Patientinnen mit schwerer Störung der Emotionsregulation. PSYCH up2date, 9(01), 33–48.
Stiglmayr, C. & Gunia, H. (2017). Dialektisch-Behaviorale-Therapie (DBT) zur Behandlung der Borderline-Persönlichkeitsstörung. Ein Manual für die ambulante Therapie. Göttingen: Hogrefe.
Stiglmayr, C. & Leihener, F. (Hrsg.). (2015). Fallbuch DBT. Weinheim: Beltz.
Stoffers, J. M., Voellm, B. A., Rücker, G., Timmer, A., Huband, N. & Lieb, K. (2012). Psychological therapies for people with borderline personality disorder. Cochrane Database of Systematic Reviews, (8).
Tilly, C. & Offermann, A. (2012). Mama, Mia und das Schleuderprogramm. Bonn: Balance Buch + Medien.
Torgersen, S., Czajkowski, N., Jacobson, K., Reichborn-Kjennerud, T., Røysamb, E., Neale, M. C. & Kendler, K. S. (2008). Dimensional representations of DSM-IV cluster B personality disorders in a population-based sample of Norwegian twins: A multivariate study. Psychological Medicine, 38(11), 1617–1625.
Torgersen, S., Lygren, S., Øien, P. A., Skre, I., Onstad, S., Edvardsen, J., Tambs, K. & Kringlen, E. (2000). A twin study of personality disorders. Comprehensive Psychiatry, 41(6), 416–425.
Torgersen, S., Myers, J., Reichborn-Kjennerud, T., Røysamb, E., Kubarych, T. S. & Kendler, K. S. (2012). The heritability of Cluster B personality disorders assessed both by personal interview and questionnaire. Journal of Personality Disorders, 26(6), 848–866.
Turner, R. M. (2000). Naturalistic evaluation of dialectical behavior therapy-oriented treatment for borderline personality disorder. Cognitive and Behavioral Practice, 7(4), 413–419.
von Auer, A. K. & Bohus, M. (Hrsg.). (2018). Interaktives Skillstraining für Jugendliche mit Problemen der Gefühlsregulation (DBT-A): Das Therapeutenmanual. Stuttgart: Klett-Cotta.
Wewetzer, G. & Bohus, M. (2016). Borderline-Störung im Jugendalter: Ein Ratgeber für Jugendliche und Eltern. Göttingen: Hogrefe.
Winograd, G., Cohen, P. & Chen, H. (2008). Adolescent borderline symptoms in the community: Prognosis for functioning over 20 years. Journal of Child Psychology and Psychiatry, 49(9), 933–941.
Wong, J., Bahji, A. & Khalid-Khan, S. (2020). Psychotherapies for adolescents with subclinical and borderline personality disorder: A systematic review and meta-analysis. The Canadian Journal of Psychiatry, 65(1), 5–15.
Zanarini, M. C., Williams, A.A, Lewis, R. E., Reich, R. B., Vera, S. C., Marino, M. F., Levin, A., Yong, L. & Frankenburg, F. R. (1997). Reported pathological childhood experiences associated with the development of borderline personality disorder. The American Journal of Psychiatry, 154(8), 1101–1106.
Zimmermann, P., Förster, J. & Reiske, S. (Hrsg.) (2021). DBT-Sucht. Dialektisch-Behaviorale Therapie bei Borderline- und Substanzgebrauchsstörungen (DBT-S). Göttingen: Hogrefe.